道少斋中医讲稿

步入中医之门 ❶

修订版

毛以林◎著

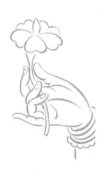

中国中医药出版社

·北京·

图书在版编目（CIP）数据

道少斋中医讲稿 / 毛以林著.—修订本.—北京：中国中医药出版社，2021.9
（步入中医之门系列；1）

ISBN 978-7-5132-6009-1

Ⅰ．①道… Ⅱ．①毛… Ⅲ．①中医学 Ⅳ．①R2

中国版本图书馆CIP数据核字（2019）第289503号

中国中医药出版社出版

北京经济技术开发区科创十三街31号院二区8号楼

邮政编码 100176

传真 010-64405721

廊坊市祥丰印刷有限公司印刷

各地新华书店经销

开本710×1000 1/16 印张15.25 字数201千字

2021年9月第 1 版 2021年9月第1次印刷

书号 ISBN 978-7-5132-6009-1

定价 55.00元

网址 www.cptcm.com

服 务 热 线 010-64405720

购 书 热 线 010-89535836

维 权 打 假 010-64405753

微信服务号 zgzyycbs

微商城网址 https://kdt.im/LIdUGr

官 方 微 博 http://e.weibo.com/cptcm

天猫旗舰店网址 https://zgzyycbs.tmall.com

如有印装质量问题请与本社出版部联系（010-64405510）

谨以此书献给

热爱中医、关心中医的人们

家您那一样，则中医之振兴
有日矣。湖南名医辈出如
李聪甫老先生刘炳凡先生都是
中医之榜样。读来信及大作
你已踏着他们的名医之路往前
走了，可喜可贺！祝

为中医之振兴努力前进

九一 邓铁涛

二○○七·七·十三日

毛以林同志：您好，诵来信及大作
十分高兴！你与钟南山等近数年
而不改热爱中医的初衷，在中医
实践之路上取得优异成绩。以
丝丝行动证明中医院之前进
至为水平的中医，而不是中医
西化。听说博士生之案头有一本
《内经》会受嘲笑，如果属实那
就太不应了！希望博士生都能

辨证论治是中医学之楷范，是晚代医学至今尚未认识的疾病变化机变理的独特规律，值得我们进一步探索其实质，以如地继承和发扬中医药学，为人类的健康服务。

书此祝贺人

毛以林博士新著问世

九一叟朱良春

丁亥冬月

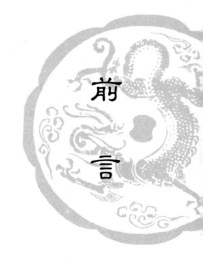

前言

　　"爱爱医"医学网站建立之初，很多喜爱中医的人士在该网站发文表达对中医的前景充满担忧。我校毕业的学生做网站中西医结合版块的版主，遂和我联系，请我给学习中医的学子们和青中年中医打打气。我是一个酷爱中医临床的人，也认为目前中医教学中很重要的一个环节没人进行探索，而这个环节对于中医的继承和发展十分重要，那就是如何坚定中医学子们和青中年中医的专业信念，唤起他们学习中医的热情，特别是解除他们对中医发展现状的困惑。为此我答应他们，开始写系列中医讲稿，从2005年11月到2006年3月，共写了10讲。由于工作繁忙，一度中断。2006年6月，网上很多学友又自发地向我发出集体邀请，又陆续撰写数篇。本系列讲稿被多家网站以"道少斋主精彩中医论述"全文转载，广为流传，学习中医的朋友们给予了较高的评价，众多患者也发表看法，说阅读讲稿后改变了他们以往对中医的错误看法，不断有要求前来学习的朋友和在网上求诊的患者。时为人民军医出版社编辑的王显刚博士在网上阅读过讲稿后，认为"系列讲座，文笔精炼，讲解透彻，理论联系临床，现中医真正疗效，给读者颇多启发"，诚邀出版。故不揣粗陋，将系列讲稿加以整理充实，汇编成册。

　　原书稿曾十分冒昧地寄给著名中医学家邓铁涛、朱良春教授，恳请二老批评和指导。二老阅后均亲笔复信，鼓励我继续利用网络"宣传中医真实疗效，弘扬振兴中医"，"为中医之振兴努力前进"。作为一无名后学者，能得到两位德高望重前辈的谆谆教诲，我想这不只是老一辈中医学家对我个人的鼓励，更是对我们所有中医后学者寄予的厚望！

　　本书第 1 版 2007 年 10 月发行后，不到半年就销售一空，颇受读者好评。在环球中医网牵头组织，多家网站和出版社参与的"2007 年十大中医精品图书"评选活动中荣登榜首。网络上出现了大量书评，对本书给予了较高的评价。在 2010 年湖南中医药大学教师读书活动中，本书被指定为必读书之一。国医大师朱良春教授及其女朱敏华教授更是给予鼓励，专门赠书给弟子，要求认真阅读。香港联合出版集团万里机构将此书加以评注，以繁体版发行。多年来，本书多次印刷，有大量来自全国各地的患者持书求诊、同行持书交流。应众多读者及编辑要求，2011 年本书进行再版修订，在原书基础上增加了部分病案，以冀通过更多案例的学习，使读者对中医的辨证施治有更深入的理解；另补入"妇人尤必问经期"一文，使读者能更好地掌握妇科杂病的证治要点；将"心衰临床辨治体会"加以充实，使读者能更好地把握心衰的辨治要领。出版后很快销售罄空，得到读者广泛好评，求书者甚多。由于特殊原因，原出版社未能及时后续重印发行，使得市面难觅，甚者旧书网络炒到上百元一本。为飨读者求书之愿，故将本书再度修订，增加了部分疑难病例，并从方便读者阅读的角度进行了版式调整，并由中国中医药出版社出版发行。

　　本书初版付梓前承蒙恩师袁肇凯教授、旷惠桃教授、刘新祥教授、马继松副教授审阅，谨致以衷心谢忱！同时，也非常感谢孙明教授对本书的修改和临床上给予我的指导。并对为本书稿的整理花费大量宝贵时间的同事彭丽丽、彭素娟，学生郭晓阳表示衷心感谢！

　　希望本书的出版能对学习中医的朋友和欲了解中医的非专业人士认识真正的中医，纠正对中医的误解和偏见，正确看待中医学这一民族瑰宝有所帮助。

　　限于个人水平，且忙于临床诊务，书中错漏之处在所难免，望杏林贤达不吝指正。

毛以林

2021 年 6 月于道少斋

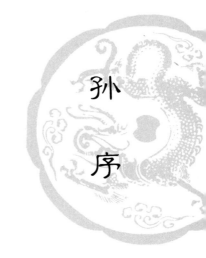

孙序

　　中医药已有数千年历史，而西医进入中国不过百年，百年以前中医药是解除广大人民病苦的主要手段。通过实践，中医已积累了丰富的经验，也涌现了大批的名医，先有扁鹊、华佗，后有叶天士、吴鞠通等。而现代的长沙也有谭日强、刘炳凡等中医大家，他们学识渊博，临床经验丰富，治病疗效好，在医师和患者中都有很高的威望。

　　然而，中医学博大精深，不易学懂、学透。毛以林教授用他深厚的中医功底，丰富的临床经验，结合具体病例，深入浅出地讲解中医的基本理论和诊疗方略，深受网友医师们的欢迎。我是西医，但从工作中体会到中医的独到之处，很热心学习中医，读了也很受启发。

　　本书是毛教授的讲稿，能够付印，便于反复阅读和钻研，一定能帮助大家深入学习和理解中医，也必将促进大家坚定学习中医的信心。

孙　明

2007 年 6 月 1 日

　　注：孙明，中南大学湘雅医院内科教授，博士生导师，中华医学会湖南省分会心血管专业委员会原主任委员。

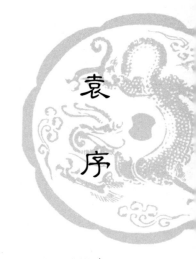

今年春节，几位已经毕业在长沙工作的博士学生，相邀到家里看望我。闲聊之中，毛以林博士提及人民军医出版社向他约稿，拟将他在网上一个专题讲座的系列讲稿加以整理，汇编成册，出版发行。当时，毛博士请我为之作序，我为学生又有新作问世而倍感高兴，欣然应允。本以为写序者必是先睹为快，但登录网站和翻阅书稿之后，却读到了很多学习中医的网友读者发表的读后感受和个人感悟。尤其是对于本书坚定青中年中医师从业信念，唤起他们学习中医的热情，启迪学子们学习中医的方法，解答后学者临床诊治的困惑等留言，读者们更是有感而发，情真意切。毋庸置疑，任何一本图书，若能得到众多读者如此热情首肯的评价，也应算是最好不过的序了。

我国中医药高等教育自1956年算起，风风雨雨地已走过了半个世纪，在办学规模日益扩大、教学手段日趋先进、教学模式逐步规范的今天，而中医的临床阵地则呈日渐"失守"之势，不能不引起人们的反思。我想，究其原委虽多，但脱离中医临床而程式化地教学，使学生们感受不到中医实践的临床意义，是其重要的原因之一。课堂上讲授的大多是一些基本的理论知识，而临证论治千变万化，都是那些最基本的理论的反复运用。同样的中医辨证理论，随着学习时间的推移，实践经验的积累，理解的层次深度便大不相同！而学习中医，关键是学者要把中医的理论知识，中医的理法方药，中医的逻辑思维方式，在自己的头脑里建立好一个坚实的中医"思想"阵地。这对于新的一代中医来说，显得尤为迫切，至关重要。而毛博士是书则正是起着巩固中医"思想"阵地的"引经药"和"催化剂"的作用。

《步入中医之门》是一本围绕中医"辨证施治"的现代著作，毛博士通过对亲历的疑难案例的详实诊治记录，阐释了成功运用中医理论的"秘诀"，也剖析了当前踏入失治"误区"的原因，从而展示中医神奇的疗效，以引导读者正确学习中医和应用中医。文如其人，本书笔调轻快，文体活泼，说理虽深，但全无嚼蜡之感，一如毛博士执着于中医，热衷于临床，但又广泛涉猎多学科知识的治学作风。品味本书，让读者在不知不觉中领悟医理，解除困惑，也正是本书得以在网上广泛传阅的原因。

本书确为一本发人深省、引领成才的好书，遵命而乐为之序。

袁肇凯

2007 年 6 月 8 日

注：袁肇凯，湖南中医药大学教授，博士生导师，享受国务院政府特殊津贴专家，中医诊断学国家重点学科带头人，全国高等中医教育研究会中医诊断学教学研究会主任委员。

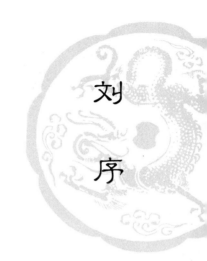

刘序

　　曾于西安秦兵马俑坑参观时，听讲解员说，秦兵马俑的战马所系水勒缰，经专家探究，系黄金和白银相互焊接而成。因为黄金和白银的熔点相差甚远，它们是如何焊接在一起的，令两千年后的我们也百思不得其解。

　　究其原因，盖师承之保守使然。师傅之传徒弟，总于机关处保留一点，以防徒弟之变。如此一代一代相传，千百年后哪有不失传者。此说是否符合情理，我们没有必要进行深究，但技术或学术的传承则是值得我们深思的。由此，我联想到中医的传承问题。

　　在中华民族的历史长河中，作为一门学科，中医学的历史最为悠久，亦最为历代所重视，其学术思想最为活跃，现存文献资料最为丰富，这是任何其他一门学科无可比拟的。所以说，中医药学是中华文化的瑰宝。

　　谁能在这一宝库中掘得璞玉呢？毛以林博士即为掘宝队伍中的佼佼者。坚实的专业理论基础，广泛涉猎教科书以外的相关典籍，及时总结分析成功抑或失败的临床实例，这就是上工之医的三部曲。

　　《步入中医之门》一书，不同于一般的医案、医话，作者用极为通俗的语言，选录了具有代表性的临床个案，并进行分析。其辨证思路、成功的经验、失败的教训均坦陈呈见。读是书，或可为失传了的"黄金与白银的焊接技术"找到真谛。

刘新祥

2007 年 7 月 8 日

注：刘新祥，湖南中医药大学教授，主任医师，硕士生导师，中华中医药学会脾胃病分会委员会委员，湖南省中西医结合学会肾病专业委员会委员。

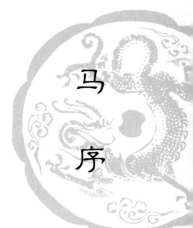

马序

2006 年国庆，以林返皖来看望我，言及他在"爱爱医"医学网站上所做系列讲座颇受好评，人民军医出版社诚邀其整理成书，恳请我审稿。经反复拜读全稿，颇感欣慰。纵观全书，形似科普，内容却远深过科普，说理虽深，但能深入浅出，易于理解，且不饰过，不列功，病案笔笔可稽，疗效历历可考，且每方多为不超 10 味的常用药，即使痼疾险症，每诊不过三五剂，却常使峰回路转，由危渐安。通过对近百例疑难危重病例运用辨证论治、予以中药诊治的实录，剖析了把握中医精髓——"辨证论治"的方法与技巧、获效神奇的秘诀。难能可贵的是作为一个真正的中医人，倡导"他山之石，可以攻玉"，主张中西医相互取长以补短。

全书在写作方面也能别具一格，领异标新，语言生动，每篇各有主题，或独立成章，而后一讲又紧衔前一讲，内容却更为深入，曲径通幽，柳暗花明，使人非一气读完而难以罢手！"文是基础医是楼"，显示以林在文、医两方面极其扎实的基本功。副标题中"道少"二字，出自《史记·扁鹊仓公列传》，清代医家吴瑭晚年亦以"病者所患患病多，医者所患患道少"为慨叹。取"道少"为书斋名，可以看出以林发皇古义，求索创新，为民除疾的心愿。韩愈言："是故弟子不必不如师，师不必尽贤于弟子，闻道有先后，术业有专攻，如是而已。"能培养出远胜过自己的学生，这是作为一名教师最大的欣慰之事，故为之序。

马继松

2007 年 6 月 6 日

注：马继松，安徽省高等中医药专科学校副教授，《闻过喜医辑》作者。

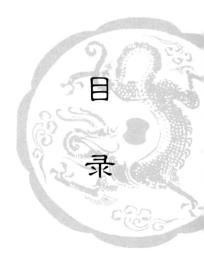

目 录

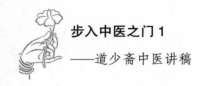

第 1 讲　从"中医有用吗"说起

——讲述几个真实的故事

在临床带教中，常常有学生这样问我："老师，中医有用吗？"我回答："有用！"学生又会问："那为什么有那么多学西医的人看不起我们学中医的呢？"

也有一些毕业多年的学生回到母校，见到我时，这样对我说："老师，我们学中医的真的被西医看不起，中医的疗效太不肯定了，我们在医院没地位。"

在年轻的学友中，我想一定也有人想问我同样的问题！

中医真的疗效不肯定？！真的被西医看不起？！还是我们自己缺乏信心，自己看不起自己？自己没掌握中医真谛，没有发挥中医的优势？

我不做答复，只给大家讲几个真实的故事，让你们自己思考。

故事 1：西医大教授虚心抄方

故事的主人翁是美国心血管病学会的资深会员、原卫生部心血管病防治领导小组成员、中南大学湘雅医院的原心内科主任、中华医学会湖南省分会心血管专业委员会的原主任委员孙明教授。在湖南省医疗界从事心血管内科工作的医生没有不知道他的，在全国来说也是非常有名的。

有人说，孙教授不信中医，这话肯定不对，为什么？我常常向他请教西医问题，他曾告诉我他的两位曾祖父是清朝的太医，祖父是湖南的名医，

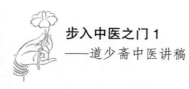

他说在他学西医以前，家中没有人吃过一片西药，而他的祖辈中长寿者很多，并说他是相信中医的，由于没机会学好中医而感到遗憾。老教授常办讲座，我听过他的很多课，每次只要是中西医结合的学术会议，他都会讲中医是一门非常了不起的医学。

他常常拿这么一个例子来说明，说某个患者在他那里住院，病情很重，患者做了气管切开，肺部感染不能控制，无法撤机，痰液黏稠，西医用尽了抗生素、雾化吸入等也不能有效地控制感染，于是家属提出中西医结合治疗。老教授便看了下中医书，书中有个二陈汤，是化痰的代表方，呵呵，他不知中医还要辨证，用了没什么效果。他便请教中医学院（现湖南中医药大学）的谭日强教授，谭老告诉他说中医需要辨证施治，改用千金苇茎汤加味，果然有效，用了 2 天，患者病情大为好转，痰很快就变稀了，排出顺畅了，肺部感染也很快好转，呼吸功能就不用说了，患者脱机了。于是乎，这位西医的大牌教授就认真学起中医来，并且每场讲座都会说到中医之精髓在于辨证施治！

两年前，从他的手中转过来一个扩张性心肌病的患者，患者重度心衰（心力衰竭），全身重度水肿，胸腔积液，腹水。西医治疗了 2 个月，当然西医的那一套全用尽了，效果不好。患者要求转中医院中西医结合治疗。

这患者是我管的，进来的时候全身高度水肿，胸闷气促，端坐喘息，每天小便量只有 300mL，每天静脉推注 200mg 速尿(呋塞米)也不过 500mL 尿量，稀释性低钠，房颤，心胸比 70%，心脏超声检查也是非常典型的心脏扩大，淤血性肝大，肺部感染，当然营养状况也非常差。可以这么说，行将就木了。

我们采用了中西医结合的办法，西医也就是西地兰（去乙酰毛花苷）、硝普钠、多巴胺、氨茶碱等西医院常用的一些药。在此基础上我们经过辨证，予以全真一气汤，效出意外，从用方的第三天开始，停用速尿，患者每天尿量均在 2000mL 以上，而且电解质监测没出现低钾血症，同时低钠血症也迅速地得到了纠正，用药半个月，患者体重减轻了 40 斤，呵呵，这 40 斤是什么？当然是水！各种症状得以基本缓解。

不久，我们请孙教授来会诊另一位患者，他提起了这个患者，问转到我们医院后效果怎么样？是否已经死亡？我们告诉他患者情况现在很好，他非常惊讶。看过那位患者，老教授要学生们拿来病历，从口袋中摸出一个笔记本，把我们一本病历的中药处方全抄下来了，并对跟随他的博士说："中医是一门了不起的医学，有空的时候你也应该努力学习！"当时我们的一个老教授和他戏言，"我们请你会诊，给你会诊费，你抄我们的方要留下买方费！"

后来我们科里有医生在他们那里进修，回来说，他们现在治疗难治性心衰也主张用中药，用的方就是那个全真一气汤。这我没亲眼见到，不知属实否，但在以后我听这位老教授讲心血管病的时候，每次讲到心衰的治疗，他都会说别忘了中医有个参附汤，效果非常好（这老教授可能不识全真一气汤，但该方中有参附汤的组成却在他脑海中留下了深深的印象）！目前他带的一个具有教授职称的博士后和我很要好，据我所知，他所做的工作就是中药治疗顽固性心衰的课题。

一个西医的大名家却热衷于中医的研究，说明什么呢？真的是所有的西医都在歧视中医吗？我看不是。关键在于你是否能看好病！你看不好病，即使你是留学的西医，同样没人看得起！看得好病，中医又怎样？也同样是处处受人尊敬的！

有学友向我提了个问题："为提高中医的地位，您认为（或建议）每位从事中医工作的医生应该做怎样具体的努力？"我的回答是："**最重要的是你得拿出疗效，看好病，特别是一些西医没有好的治疗方法的病！**"你还怕西医看不起你吗？

提问一：中医治疗心衰从哪几方面入手？

提问二：你知道全真一气汤的组成吗？

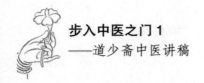

提问三：心衰，中医最常见的证型是什么？

故事 2：被自己的孩子骂

每个人在一生中可能会被很多人骂过，被父母骂，被老师骂，被仇人骂。可是真能让你刻骨铭心，给你以触动，鞭策你的骂有多少呢？

我从 14 岁开始学习中医，在临床上多年，常常很自负，为什么？看过很多疑难病，也取得过不少好的疗效，可我是真的自信吗？

我的孩子很小的时候生了一次病，那时我在外读研，孩子的妈妈怕影响我的学习，一开始没告诉我。孩子病了近 1 个月，发热不退，在我们老家的省立医院诊断治疗，最后也没确诊，只是告诉孩子的妈妈可能是血液系统疾病。我的爱人是学西医的，一听这话就急了，一个长途电话，我是学业也不要了，也没请假，立即就坐飞机飞回了家！回家看完儿子的所有检查结果、病历资料，我傻眼了，我也弄不清是什么病！

怎么办？中药！蒿芩清胆汤加减，辨证施治，这是我们中医的长项。仅 3 天，热邪全退，孩子的精神就来了，慢慢调理，一切就没事了。从此这孩子一生病，都要求吃中药，为什么？病了 1 个月，他打针打怕了！

这孩子 8 岁时又病了，上学淋雨了，高热畏寒，咳嗽，体温 40℃，正值暑天，带到医院一检查，白细胞、中性粒细胞很高，胸片呈支气管肺炎征象。病重了，不行，还是先用点西药吧！怎么办？抗炎、补液，总是要用的吧。大热天不补液可不行，高热会脱水呀！

常言道，靠山吃山，靠水吃水。带到内科吧，给他开点药，其他的床位费、治疗费也就省了。呵呵，大家会笑话我这教授思想境界不高。

可是问题出来了，儿子长得很胖，加上高热脱水，静脉根本不明显，内科的护士可不能和小儿科的护士比，打小儿静脉针就差一点，连扎了好多针，没扎进去！

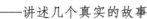

这孩子可不干了，从床上跳起来对着我嚷，"你还什么大博士、大教授，一个小小的发热，你给我打什么针？！看看，1、2、3、4、5、6……这么多针眼，我不打了，你给我吃中药！"说完跳下病床跑出去了。

护士们满脸愧容，我的脸也挂不住。是呀，14 岁开始问道岐黄，干了快 30 年中医，这么一个病怎么就不敢单用中药治疗呢？

没办法，孩子不打针，只好开中药了，1 剂新加香薷饮，下午 5 时服下，8 时热退净，发热再也没反复！

众位学友看完，可能会感到教授是在说笑。

呵呵，我是要告诉你，**有很多时候，并不是中药的疗效不好，也不是你没掌握中医的辨证，问题是在于你不自信！记住，一个学科的兴旺，与这个学科的自信有关。**中医学的传播、发扬光大要靠我们每个中医医务工作者，我们要是丧失了信心，还怎么让其他人认为中医有用呢？！

故事 3：心衰巧用桂枝汤

有学友在网上给我提了个问题，"我是中医专业毕业，尽管是系统地学习了很多的中医知识，但在临床上运用得并不是那么熟练。尽管可以熟练地背诵《伤寒论》条文，但真遇到外感的患者还是分不清楚六经。呵呵，我总说是自己的悟性不好，希望能得到您的指导。"

现在我们就讲一个与《伤寒论》有关的真实故事。

上海有个非常出名的医院，叫龙华医院，其中一届的某院长是从我们这儿调过去的。话说其一孙子在湖南老家，10 岁，患了病毒性心肌炎，后又继发了心衰，在某医学院附院治疗，心衰未能有效控制，后又转至某省级西医院治疗，病情仍未见好转。反反复复，心衰 20 余天。患者的家长急了，求助远方的院长。出乎意料的是，该院长建议把小孩转到我们医院来，为什么？这院长是学中医的，深信中医的临床疗效！

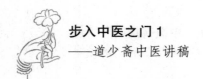

次日会诊，跟随我院内科知名专家刘新祥教授查房，推开病房门的时候，患儿口中叫冷，身子便缩进被中，症见小孩喘息气促，不能平卧，口唇发绀，精神不振。心电监护示室上性心动过速。刘教授做了常规查体，听听心肺，也没问多少情况，把手伸进患儿的背上摸了摸，看完舌（舌质淡红，苔薄白），诊完脉，便带着大家离开了病房。其后刘教授细阅了病历资料，便起手开了一方，桂枝加厚朴杏子汤原方！

未料次日喘平，胸闷缓解，当然了，所有的强心、利尿、扩血管的药物也就跟着停了下来。随证调治，渐向坦途。

但有一点我必须说出来，当这位老教授开出桂枝加厚朴杏子汤的时候，全科有十多名实习进修的同学，还有几位工作多年的同事，竟然没一人明白其中的道理！还有人直接问刘教授，"这么重的心衰，您这方子行吗？"

为什么有些人说中医没效，那是因为他们没有学好中医，中医很多的基础理论没掌握好，扎实的理论基础是指导临床不可缺少的！

这个病案该怎么分析？为什么要用桂枝加厚朴杏子汤？我想请学友们联系《伤寒论》有关条文自己分析。

提问四：你能从病案中罗列出辨证用方的要点吗？教授在孩子的背上摸什么？摸到了什么？

提问五：为什么会用桂枝加厚朴杏子汤？

提问六：太阳中风证的主症有哪些？

故事4：来自学生的骄傲

说起湘西，可能很多人知道，有一部有名的电影叫《乌龙山剿匪记》，看过这部影片的人多少会对湘西留下一点印象。关于湘西众多的神秘传说、风土人情和自然风光我就不说了，我要说的是我的两个学生。

2006年的执业考试结束，这两位参加完中西医结合考试的学生来看

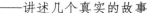

我，谈起了他们一年来的工作情况，他们的眉宇间多了很多骄傲的神气。

这两位学生本来是一对恋人，均跟我临床实习过近一年时间。男的家在湘西大山中，父亲是一乡卫生院的院长，要求他们不仅要学好西医，更要把中医学好，他们乡里唯一的中医已去世几年了，正缺人呢！毕业后带着对大山的眷恋，遵照父亲的嘱托，二人回到了缺医少药的茫茫大山中。

他们到单位报到的第一天，院里就交给他们一个患者，是个小儿，只有 6 岁，患乙脑 10 天，经全院为数不多的几位医生艰难抢救，依旧是昏迷不醒。湘西那地方穷呀，没钱，交通不便，家长已和医生达成协议，能怎么样就怎么样吧，死了也不怪你们。说白了，放弃了。

正值这两位学生到了，医生们都失去信心了，说你们年轻，能吃苦，在省城大医院学习过，就看你们的了，就把这危重患者推给了他们。怎么办？能说什么，谁叫你们是后来的？！

西医依旧是老一套，照书上来，他的父亲给予了一些指点。父亲告诉他们，这是病毒性疾病，中药抗病毒还是很可靠的，大胆地用，出了事我给你们担着。能出什么事，家属都放弃了？！只不过是父亲在鼓励他们。

按中医的辨证，先予清热凉肝息风，鼻饲羚羊钩藤汤，加上清热开窍，静脉滴注清开灵注射液，30mL/d。

这两小年轻胆子也真够大的了。他们说，反正是死马当活马医！也真是该这两位学生要扬名了，用药的第二天，患儿热势就开始下降了，抽搐止了，第三天神志转清了，尽管这孩子最后还是留下了一点后遗症，但毕竟活了过来。

于是二人在那地方声名鹊起，停开了 3 年的中药房也渐渐兴隆起来了！

"我们还看过很多奇奇怪怪的病，有些病老师您可能都没见到过，原来在学校我们很怀疑中药的效果，怀疑您说的中医疗效好的话，现在我们信您的话了，我们两个人现在每天要看 30 多个患者！"

我一直微笑着，聆听着，不断地给予赞许的目光，一席谈话花了我整

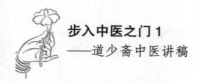

整4个小时!

关于这两个学生的故事我就说到这儿,我只是告诉大家,**中医有效没效,关键在于你系统学习后,大胆地实践过没有?你是否在临床上用心地摸索过、总结过?实践出真知,不要人云亦云,随意地怀疑这几千年我们先辈们留下的珍贵遗产。**

第一讲我就随意地讲这么多,总结一下:

中医有地位吗?

中医有效吗?

这问题最好你自己回答,要回答这个问题,请你记住这几点:

1. 要自己看得起自己,不要动不动就说西医看不起你。

2. 相信中医学,树立信心。

3. 打好中医的基本功。

4. 勇于实践。

做到这几点了,我想到时候你一定会得出一个令你自己信服的答案!

第2讲 打好中医的基本功

——用实例检查一下你的中医基本功

学习任何东西，首先要打好基础，这就像盖房子一样，地基没打牢，要盖得很高，是非常困难的，学中医也一样。

中医的基础课是什么？大家一定认为这问题提得太简单了，不就是《中医基础理论》《中医诊断学》《中药学》《方剂学》《中医内科学》吗？

就是这几门吗？我先不回答这个问题。要真的是这么几门课，那你是否真的读懂了？也许你会说谁不知道，差不多我都会背了，呵呵，不急，下面我就来谈两个患者的治疗过程，考考你的基本功！

一、出两个病案考考你

案1 腋下汗出症

这个病案是看看你的中医基础理论到底学得如何？

某男，30岁，左腋下汗出（记住只有这地方汗出），每小时可用小酒杯（八钱）接上一杯汗，症已1年，极为苦恼，偶有口干，时有舌质溃疡，舌痛。

前医各法尽用，什么益气固表，滋阴清热，疏肝解郁，调理阴阳，调和营卫。呵呵，厚厚的一本病历！

这个患者是我还是学生的时候，跟随皖南名医张澄庵先生实习时亲眼见到、抄录的病案。当时，张老先生看了看患者的舌象（舌质偏红，苔薄

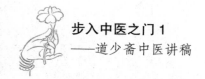

黄），切了脉，便随手开了一个方，什么方？猜一猜，我想绝大部分的学友想不到！

什么方？导赤散！出乎你的意料吧，汗证谁听说过用导赤散？导赤散能有止汗的功效吗？可能没一本书上这样记载！但结果是患者服方 5 剂，二诊的时候汗就止住了！你能弄明白这张老先生为什么会开出这么个方子来吗？弄明白了，说明你中医基础理论学得还可以。

请你思考后再往下看！

可能一些学友们对这腋汗症开出个导赤散来很困惑，别急，我们慢慢地分析。

我们先一起复习一下藏象学说中心的功能有哪些？心主神明、主血脉，在志为喜，在液为汗，开窍于舌，心与小肠相表里……

好了，我们再回过头来看看主要兼症：口干，时有舌质溃疡，舌痛，舌质偏红，苔薄黄。主要的兼症都表现在舌上，大家一看就知道心经有热呀，心火循经上冲，心开窍于舌啊，这还不简单？那我问你，心经有热和腋下汗出有什么关系？怎么会用到导赤散呢？

我们再来看看手少阴心经的走向，《内经》里是这么说的，"心手少阴之脉，起于心中，出属心系……其支者，从心系上夹咽，系目系；其直者，复从心系却上肺，下出腋下，下循臑内后廉……"与手太阳小肠经交接。手少阴心经在腋下有一穴，叫"极泉"，为什么叫"泉"？说明这地方易出水！古人取名自有其道理！

这位患者心火旺盛，循经上冲于舌，所以有舌质糜烂的症状，烧坏了舌头，这火还不减，蒸心液外泻，心在液为汗呀，从哪儿泻？当然先从泉眼里外泻了。呵呵，于是就腋下出汗了。想一想温泉是怎么来的？思考中医证候时你别忘了取类比象！

凡治病有实邪，你得给邪以出路，或汗、或下、或吐，这热邪你得找条路让它泻出去，从哪儿泻？心与小肠相表里，用导赤散清热利尿，使心火从小便而泻，所谓的引火下行。邪去了，正也就安了，一年的病，寥寥四味药就解决了。

用方简单，所涉及的理论也都简单，都是中医基础理论里有的，对吧？可能你说你会背，但你在分析这个病案的时候都用上了吗？没用上，尽管你会背，那也不能算你基本功扎实了。

案2 入门导师考我的题目

这个医案考考你的中药、方剂基本功和临床思维。

当年我在读研的时候，带教我临床的有位老教授，也就是第1讲中用桂枝加厚朴杏子汤治疗心衰的刘新祥教授。我的导师忙于行政，便把我拜托给他。刘教授先受业于湖南浏阳伤寒名家陈义范，临证数年，复入湖南中医学院（现湖南中医药大学）学习，后跟随全国中医名家曾绍裘侍诊多年，尽得其传。

不仅理论学得好，临床水平也高，**是一个不是名家的真正的名家！这话大家可能看不明白，是说这老先生中医临床水平极高，但淡泊于名利，不喜欢写文章！所以尽管在当地非常有名望，但在全国名望也就并不太大了！**但是他的患者却是极多，常有疑难杂症应手起效！

这位老师脾气很怪，他对年轻人很是不感兴趣，为什么？基础差呀！现在的年轻人就在学校学那么几年中医，《伤寒论》《金匮要略》等一般就当选修课学了，一知半解的，有几个人能背上几条条文，还有的学生学了5年，竟然连四物汤都不会背！

也就是说，这不能怪他，是我们没接好中医的班。这也就不难理解我在他那儿一开始遭受到的冷遇态度。

当时我读硕都快一年了，每次去看这位导师，我说："老师，我来了。"他就说："啊，你来了。"就没下文了。然后我说："老师，我走了。"他就说："哦，你走了。"不冷不热的，让你感到冷冰冰的。到二年级我要上临

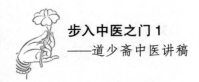

床了，我找到他，我说："老师，我要跟你坐坐诊了。"他未置可否，却给我出了这么个病案。

他说这个病案是某年考中医副主任医师的医案分析题，据说是全国当时有名的临床大家刘炳凡老教授出的。题如下，极简，但占一张试卷的70分。当时参加考试的人员有近一大半被此案考倒！我们院里15人考试，11人没通过！你做做看！

某男，患消渴证3年，进中药诊治，不效，出现呕吐，甲医诊之，予《伤寒论》吴茱萸汤，症不缓解，乙医诊治，仍予吴茱萸汤，加三棱、莪术、制大黄，数剂症平。

问：

1. 此案呕吐的病机是什么？怎么形成的？
2. 为何甲医用吴茱萸汤无效，乙医用吴茱萸汤有效？
3. 三棱、莪术、制大黄在此案中的功效是什么？

这个案子我略加思索，便给出了答案。刘老师未明确表态，只是眼中闪过一丝让人不易感到的满意，接下来便是从《伤寒论》、《金匮要略》、金元四大家的学术思想，一直到明清著名医家的主要学术观点，一路考下来。完了，给了我一句话，"没事的时候你来。"这是刘老师从内心收了我，整整一年时间，每天晚上让我到他的办公室，对我倾囊尽授其学！

说了很多题外话，回过头来还是看看这病案该怎么分析吧，别急着看答案，你得先想想！

如何具体分析？我想借用一位名叫"巍子"的学友的论述。本人喜欢在"丁香园"网站转转，看看中西医病历讨论，看得多，说得少，偶尔兴趣来了，便把这医案拿了出来请大家看，就有了这位网上学友的答案。丁香园有很多东西值得学习，我希望学友们能常去看看，很长水平的！括号内的字为我所加。

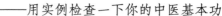

"虽然前有消渴，新发呕吐，总以呕吐证为主，兼顾消渴之病理特点。

消渴，常作热论，作虚论。虚论之中，又以阴虚为主（消渴的病机特点是阴虚燥热，多表现为热证）。甲医（乙医也如此）以《伤寒论》之吴茱萸汤（吴茱萸、人参、生姜、大枣）投之，反推之，患者必有阴寒（中焦虚寒，浊阴上逆）之见证。阴寒（中焦虚寒）之证从何来？或与前医（受消渴阴虚燥热病理特点所束缚，于是）过投白虎汤、玉女煎之辈，耗消中焦阳气有关。

吴茱萸汤，温中补虚，降逆止呕，治阳明寒呕本是十分贴切，甲医用之何以无效？非寒之过重，乃寒与他邪互结，滞留中焦所致。此所谓他邪，或为食，或为瘀，或二者兼而有之。中焦虚寒，脾胃失于温煦运化，寒食互结乃是意料中事。或有人云：三棱、莪术、大黄皆可行血，此他邪或为血瘀。不错，消渴日久，阴虚难免，阴伤则血少，气失载而血不行，此论亦有道理。

不过就我个人来看，偏向于寒食互结。三棱重于破血，莪术兼可行气，制大黄缓泻，而三者皆有消食化积之功。如果说是活血化瘀，用酒大黄岂不更贴切？如果泻下为主，生大黄才是首选。可见在此用制大黄是取其缓泻消食之功。三者合用，消食化积之义可见。"

我当时给出的答案是：消渴病病机为阴虚燥热，前医予寒凉药过服，遂致中阳虚不能腐熟水谷，以致食积不化，阻于中焦，胃气上逆。甲医用吴茱萸汤已经合乎中焦虚寒病机，然未能消除积滞，积阻于中，则胃气不能下降，故呕吐不止。乙医加三棱、莪术、制大黄均为消积，且大黄能导滞，如此标本同治，治疗面面俱到，病乃向愈。

这第二个病案其实也是在考中医的基本功，考的什么？考你的方剂、中药的基本功！

为什么考试的人有大半以上不能过关？说明什么？基本功不扎实，为什么看不好病？就是这个原因！

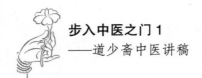

考副高的人都有一半不能过关，这下你还敢轻易地说自己的中医基础好吗？

二、如何打好中医的基本功

上面两个病案题做得好的人，请你再试着读一下《临证指南医案》，如果你读起来不感到困难，那你的中医基本功就算是扎实了，接下来只要你能坚持实践，就一定会有所造化！

如何打好中医的基本功呢？下面谈谈我的看法。

（一）打好中医基本功的第一要诀——苦背

熟读五大基础课程，要达到烂熟于胸，哪五大基础课程？就是上面说的《中医基础理论》《中医诊断学》《中药学》《方剂学》《中医内科学》，达到什么程度呢？这么说吧，《中医基础理论》随便指出一点，你都能正确地、完整地表述，比如说到卫气，卫气的概念、生成、特点、功能，一样也不能忘了。《中医诊断学》也一样，说出个症状，你就要能不假思索地说出常见的病因和病理。《中药学》，你得把性味归经、功效牢牢地记住。问到《中医内科学》内容，随便谈到什么病，你就要如数家珍般说出常见的证型、主治方药等。五大基础课程掌握了，不能说你的基本功就行了，还有《伤寒论》《金匮要略》《外感温热篇》《湿热病篇》《内经知要》《汤头歌诀》《濒湖脉诀》《珍珠囊药性赋》等，你必须得背会。

掌握了五大基础课程，只能说你对杂病的治疗有一个了解，还要了解外感病、温病怎么治疗，少一样，你都不能做好中医！

背，对于学中医的人来说是非常痛苦的事！但当你背了，就在大脑里储存了大量信息，到了用的时候，说不定一个灵感来了，问题就解决了。

我说一个例子，请大家看看背诵的重要性。

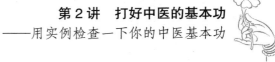

案3 特殊类型小柴胡汤证

我最初在一家乡镇卫生院工作。有一段时间，每天下午我都看见一个50余岁的农民抱着被子来输液，前前后后有20余天。

那天下午他的主治医生不在，我值班，这患者来输液，我就问，怎么看你天天来打点滴，怎么了？他对我说，发热20余天了，一直不能退热。我就问他怎么发热？他说，每天晚上发热，早晨热退。

当时我就想，这夜热早凉是阴虚发热最典型的症状，有了这先入为主印象，也就忽视了兼症的问诊（做医生最忌先入为主），随便地问了问，就说："你这病吃3付中药就会好，不信你试试！"那时做医生时间不长，缺少经验，说话未免会"抛"，呵呵。患者说："那好呀，你给我开方，看好了我要好好地感谢你！"什么方？青蒿鳖甲汤，有效吗？要是有效我就不和大家说了，我把这牛皮给吹炸了！

3天后患者来了，只说了一句话，"医生，我的烧没退，你开的方子没用，害得我还卖了一担稻！"当时我差点没找个地洞钻进去！

但不行啊，既然吹牛了，怎么也得撑下去，哪儿跌倒哪儿爬起来呀！

于是我就为自己找脸，我说你都病了20余天了，正气早亏了，我这3付药是先给你补正气的，正气足我才好给你祛邪治病，要不你受得了？

其实根本就是辨证不准！面对患者，心里就发毛了，什么外感发热、内伤发热，所有的证型我都在脑子里过了一遍，哪个也不像，手把着患者的脉，一副认真切脉的样子。是在切脉吗？是在苦思良策呢！

患者坐在我面前，极为沉默，话语极少，我不问他决不说一个字。"默默然"，突然一个灵感来了，于是《伤寒论》的条文立即就浮现在脑海里，"伤寒五六日，中风，往来寒热，胸胁苦满，默默不欲饮食，心烦喜呕，或胸中烦而不呕，或渴，或腹中痛，或胁下痞硬，或心下悸，小便不利……""少阳之为病，口苦，咽干，目眩也。"

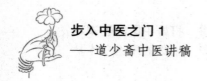
吃饭怎么样？答：不想吃。口苦吗？答：口苦。咽干吗？答：咽干。小柴胡汤证！每日一发热，寒热往来的特殊类型！

当然了，结果是2剂热退！

背，对于学习中医的人是万万不能少的！在教学中我发现有些同学对一些重要古籍背得很熟，可是因为不是学针灸的，对经络路线根本不记得，这对于临床是十分不利的。如果说某病在某个局部，你就没法进行辨证了。局部的病变不仅辨证需要用到经络，而且在选药组方时也要考虑到药物的走经，希望大家能在这方面下下功夫。以后的讲座中我会谈到具体的病例。

（二）打好中医基本功的第二要诀——多思

背完了，你还要多思考。荀子在《劝学篇》中谆谆告诫说："博学之，审问之，慎思之，明辨之，笃行之。"教学多年，我发现很多同学在学习过程中缺乏思考的习惯，背的东西，你不进行思考，是很难真正消化吸收的！

在我们中医基础理论中有一句话，叫作"肝升于左，肺降于右"，为什么不是肝升于右，肺降于左？有人思考过这句话是怎么来的吗？有人能回答吗？

又比如说前面的第二个医案中，用到三棱、莪术，两药均有行气破血的功效，这是临床上最为常用的。但是，另一方面，它们还都具有消食化积的功能，你想过没有，在什么时候会用到这两味药物？消食，我们在临床上多采用山楂、神曲、鸡内金之类，为什么上面的乙医使用了这两味药？

有一年我到全国的第一所民办中医大学（即九嶷山大学，著名中医大家朱良春先生等都曾到此学校义务讲学，可见老一辈对中医事业的重视）义务讲学半个月，在授课中我讲到食积的治法，第一堂课我说用吐法、消法，第二堂课我在举的病例中讲到用泻法。于是有同学问我，老师，这食积你一会儿说用消法，一会儿说用泻法，一会儿说用吐法，到底该用什么方法？

这学生我可以说他基本功不好，但他能提出这样的问题，说明他勤于思考，慢慢地他会对中医理解很深。

　　为什么食积会出现吐、消、下三种治疗方法？在病机、病位上这三法对应的食积有什么区别？临床上各自都有哪些典型表现？请学友们自己思考。

（三）打好中医基本功的第三要诀——多练

　　熟读王叔和，不如临证多。学了中医基础理论后，要进行实际练习，怎么练？有些同学说，我们很少用中医看病，在临床上很少用到中医。练法有两种，一是结合具体的病例，根据患者的具体情况，开出处方来，通过临床的实际疗效，判断你所运用的基础理论是否正确，这是最直接、最有效的方法。

　　第二种方法，要是你那儿没多少中医的患者，练习的方法就是大量地阅读古今医案。有些同学说，我看过很多病案，可我的临床水平就是提不上去。我要问你，你是怎么读的？

　　读医案，首先要仔细地看完医案，然后自己根据医案提供的信息开出处方来，再和作者对比，看看是否一致。不一致，你要思考为什么？一致了，为什么作者会对原方进行加减？为什么要选用方中的几味药物？加减的理由是什么？

　　读医案入手最好读有点评的。我曾要求我的学生看一本医案，然后告诉我学到了什么。那学生就像看小说一样，几个晚上就看完了，你说他能学到什么？！我告诉大家，我是医案从不离枕边的，但有时候花上一个小时，一个案子都看不完，为什么？要思考，弄不明白的你得查资料，要不看了也白看！

　　还有，入手学中医要多看医话，医话看起来比一般的医案入手快，为什么？因为医话多对治疗的认识、疾病的转归进行了详细分析阐述，关于

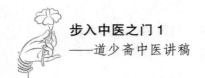

疾病的治疗要点、用药关键也都会点出，这样学起来就容易多了，也最能启迪人的思维。像《清代名医医话精华》就是非常值得学习的一本书，当然其他的书还有很多。

从书本上看，到临床上练，你就会增加不少信心。

要成为一个好的中医，不进行大量医案的学习、练习是很难实现的。

建议阅读的医案：《全国名医医案类编》《柳选四家医案》《名医类案》《寓意草》《杏轩医案》《临证指南医案》《王孟英医案》《吴鞠通医案》《潜斋医话》《丁甘仁医案》《黄文东医案》《蒲辅周医案》《章次公医案》《岳美中医案》，等等。

另外，我向大家推荐一本书，叫作《闻过喜医辑》，这本书是我的启蒙恩师马继松老师写的，和一般医案不同的是，书中记载了很多失治、误治的医案，很能给人启迪。

（四）打好中医基本功的第四要诀——多反省

打好中医基本功的另外一个途径就是要多反省。古人说过，"吾日三省吾身。"很多人在临床上工作多年，可是你看他的处方，不难看出他的中医基本功依旧很差。学了那么多年，实践了那么多年，为什么基本功就是打不好，关键的一点，就是缺少反省！不能在实践中加深对中医基础理论的理解。

一个病看完了，你得跟踪疗效，效果不好，为什么不好？出了错，错在哪？把你想到的写下来，写作过程也就是进一步学习，并且肯定会获得提高的过程。

有些人看了一辈子的病，就是不长进，为什么？没效的，不再进一步探索；有效的，不进行总结。这样是不行的。

反思、写作，这对加深中医基础理论的理解有重要的意义，下面我给大家看我的一则临证笔记。看一看你在这个失败的案例中是否能学到一些东西，是否对中药石膏的功效有更深一层的理解！

道少斋医话（节选）——误用石膏，残阳消息而亡

《神农本草经》云石膏甘大寒。但到明清以后，部分医家通过临床实践，认为石膏清热非大剂不能取效，轻则四两，重则半斤（八两）。清末民初医家张锡纯在《医学衷中参西录》中明确指出石膏为甘微寒之品。其后一直争论不休，以至于初学中医者莫衷一是。笔者现从一临床医治失误案谈一谈个人对石膏性味的体会，或许对大家理解石膏的性味有所裨益。

余曾治一男患，71 岁。患肺心病，3 级心衰，喘息气促，端坐不能平卧，心悸心慌，周身水肿，并有大量胸腔、腹腔积液，经西医抗炎、强心、利尿、扩血管（曾连续静脉滴注硝普钠月余不能缓解）。后经病案讨论，用大剂参附汤加丹参、葶苈子、黄芪、车前子等味进退治疗 10 余日，诸症皆平。时为炎暑，患者贪风取凉，遂又发病，症见恶风发热，喘息，咳嗽咳痰，痰白质黏，口干思饮，舌质红，苔黄，脉浮数。先予柴胡、葛根、防风、薄荷、前胡、杏仁、桔梗、甘草等味辛凉解表、化痰止咳。服方 2 剂，恶寒症除，发热益甚，口干口苦，思冷饮而饮之不多，咳痰黄稠，难以咳出，舌质红，苔黄，脉滑数。此为表证已解，肺热壅盛，欲用苦寒清解肺热，虑其素体阳虚，苦寒有伤阳之弊，故改用甘寒之竹叶石膏汤加减。方用石膏甘微寒清肺热；麦冬甘寒养肺阴；半夏化痰，有石膏、麦冬监制其辛燥，虽痰热亦可用之；竹叶甘淡，质地轻清，透热外出；粳米、甘草顾护中土。自认方药对症，岂料一服热退，两服而大便溏泻不止，喘息气短，气息渐微，肢冷脉弱。后虽经中西医结合抢救终不能力挽狂澜，阳气衰亡而殁。

对此案变化之急骤，余颇困惑，遂请教于师。师闻详细治疗经过后云：此患者心衰反复发作，屡用参、附而起沉疴，心肾阳气衰微十分明了，汝今用大寒之石膏清热而伤阳，正犯"虚虚"之戒，此其一失也。中病即止，

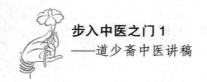

热退当及时停药，汝未更方再进，继用大寒之石膏，使残存之阳殆尽，故有其变也。余言叶天士、吴鞠通等治热病多用大剂石膏，张锡纯则明言石膏性微寒，况患者病痰热壅肺，热势鸱张，其变责之于用石膏当难以令人信服。师云：古人书当活读，温病学派形成以前，即明清以前本草多言石膏甘大寒，盖其时人多生活居住条件较差，最易为寒邪所伤，脾胃易损，用寒凉之石膏，弊端立现，故云石膏甘大寒。明清之时，温病学术得以形成体系，与其时温病肆起不无关系，患温病之人多为阳盛之体，复感温疠之气，两阳相合，病者无不内热炽盛，故用小剂石膏清热常难以取效，故有石膏性甘微寒之说。从另一方面，**在选择药物时须勿忘患者体质，阴盛之体，虽微寒亦不能耐受；阳热之体，虽大寒亦不觉凉。**故论药物性味当根据病情、患者体质综合分析，尚须考虑时令气候，古人有"冬用麻黄，夏用香薷"之说，即言此也。若能如此，对某味药物的性味进行分析，即使是众说纷纭，亦难为其蒙蔽。简言之，对于阴盛之体而言，石膏性大寒也；就阳盛之体而论，石膏则为甘微寒也。此案之败，败在石膏也！

余闻其言，茅塞顿开。盖读书当须知成书之时代背景，对药物性味之认识勿忘"因人、因病、因时"，苟能如此，方可为上工。

反思对于进一步加深中医基础理论的理解有着十分重要的意义。从上面的一则临证笔记中你也会有所收益吧！打好中医基本功是学好中医的第一步，希望各位学友多下些功夫。这一讲就讲到这儿。

第3讲　读书与临床运用

——随谈我的读书心得

前面我们说了，打好基本功，要广泛地阅读古今医籍，从书本里吸取别人的经验，再在临床上加以实践，这样你就会不断地提高个人的临床技能。那么如何读古人的书并将之运用于临床呢？下面结合个人的经验，和大家探讨一下。

一、记住作者自创方剂并善于临床化裁

中医古籍可谓汗牛充栋，要想每本书都读是不可能的，也是不现实的。因此，选择适合阅读的书籍很重要，每一门专业课的发展史中都提到了各个年代的代表作，这些代表作就是我们要阅读的。

阅读的方法有两种。第一种是精读，如《伤寒论》《金匮要略》《内经知要》《外感温热篇》《湿热病篇》《疫疹一得》《温病条辨》等，不仅要读熟，而且重要的条文要会背。我这是说干内科的，其他科都有代表作，像外科的《外科正宗》，妇科的《傅青主女科》，等等。当然，内科医生最好对每科的代表作也能读一读，这可以丰富自己的知识，开拓自己的思维。这些我就不多说了。

第二种是泛读，要选好读本。各人读书的经验不同，我的经验是泛读的图书要注意作者自己加注的地方。一般来说，内科的古籍，很多书的内容可以说是重复的，只是注解的方法有所不同，也就是作者对前人的经验

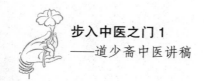
看法不同，当你有了以上精读的基础后，你理解起来并不难。但对于作者个人的经验，应加以重视，往往一个医家，一生就创出那么几个方子，所以在他的著作中常常会加以自注，这些东西，你得细看，并记录下来，到临床上去印证，说不准你就学到手了。

下面说说我是怎么读《医学心悟》这本书的。《医学心悟》共分六卷，主要内容大家看看书就行了。我读这本书，时间花得很多，最后学到手的就是程氏自创的几首方，哪几首？启膈散，治痫散，止嗽散，消瘰丸，加味香苏散。除治痫散外，其他的大家可能都很熟，但是你在临床上真的能很好地运用吗？

我简单地谈谈其中两个方。

1. 止嗽散

这是大家最熟悉的方剂了，先看看程氏原书是怎么说的。程氏强调："外感之邪，初病在肺，肺咳不已，则移于五脏，脏咳不已，则移于六腑""凡治咳嗽，贵在初起得法为善。经云：微寒咳嗽，咳嗽之因，属风寒者十居其九。故初治必须发散，而又不可以过散，不散则邪不去，过散则肺气必虚。"请注意在止嗽散下，自注"初感风寒，生姜汤调下"。

从上面这段文字看，止嗽散实际上是治风寒咳嗽初起，临床效果确实不错（初感风寒，生姜汤调下）。但在临床上有一些患者，确系风寒咳嗽，但就是久咳不止，用止嗽散效果不好，诸位不知有这样的体会吗？

这样的病例在临床上很多，即使是风寒犯肺，用止嗽散不一定像书上说的疗效那么好，你就要思考为什么？以古人方治今人病，有时候须加减。遇到这种情况我一般加诃子。有人说外感咳嗽忌用收敛，诃子有收敛邪气的作用，用了会闭门留寇。这就要看你对诃子药性的认识了，《本草备要》云，诃子可以治"痰嗽喘急"，说明什么？该药有痰无痰均可使用，没有闭门留寇的弊端，可以收敛肺气而不留邪气，外感咳嗽的患者久咳不止往往是因为肺气耗散不收，不收敛往往很难取得好疗效，这在临床上我们是经过实践验证的。

朱丹溪讲到"用古方治今病"，当"药随证变""证随药愈"。

2．治痢散

原方说"专治痢疾初起之时，不论赤白皆效"，又说本方加黄连，尤效。用方极平：葛根、苦参、陈皮、陈松罗茶、赤芍、麦芽、山楂。这方子无芍药汤、白头翁汤的苦寒，用之效果如何？到临床验证，我发现疗效比上述两方好得多。结合现代研究，其中苦参有良好的抗菌作用。后来我看《中国百年百名中医临床家丛书·李济仁、张舜华》，李老以苦参作为主药，组方 5 首，辨证用于丝虫病、尿路感染，说明苦参抗炎疗效确实。另外，我还汲取别人经验，在辨证的基础上用苦参抗心律失常，疗效可靠。诸位不妨试试，当然使用的前提是要符合中医辨证。

二、临床遇到难题有目的地去读书

我们曾收治一例重症肌无力患者，首发症状是呼吸困难，在某医学院附院诊治半年，病情无明显好转，一直依靠呼吸机维持，后来转入我院，希望中医能有疗效。经过辨证，在西药治疗的基础上予补中益气汤加仙茅、淫羊藿等味，治疗几个月后，病情无明显好转，最后患者还是失望地离开了人世。

为什么中药无效？是辨证用药错误还是其他原因？带着这个问题，我们翻阅了大量资料，发现广州中医药大学邓铁涛教授在这方面很有经验，在《碥石集》第一集中，邓老有详细的论述。经过分析，发现我们的立法、用药和邓老基本一致，而在用药剂量上有很大的差别，邓老用黄芪剂量很大，难道问题出在这儿？

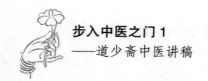
后来我们又碰到一例重症肌无力，是一个 8 岁的小孩，眼睑下垂，四肢无力，构音不清，精神差，舌质淡，苔薄白，脉细弱。患者因自己不能行走，由其父背着来诊。西药予溴吡斯的明，中药予补中益气汤加仙茅、淫羊藿加减，其中黄芪用到 50g，每日 1 剂。患者带药回家，家人把这方子给一乡间老中医看。老中医说小儿为纯阳之体，黄芪系补阳药，剂量过大恐不利。患者家属不放心，通过关系找到邓铁涛教授诊治，邓老看过方子说，原方很好（从这里可以看出邓老对后学者的爱护，无诋毁，也不轻易地否定用方），只是要求患者每天早晚再用黄芪泡水代茶饮。说明什么？黄芪的剂量还不够！后来患者服方 8 个月，各种症状都缓解了。

再后来我们看到了《邓铁涛医案与研究》这本书，书中详细记录了成功抢救多例重症肌无力危象的用方，通过分析，我们可以肯定地说，治疗思路很正确，疗效不好的原因是在剂量上没掌握好。

日本汉方医学家丹波元简说："中医不传之秘，在于剂量。"矢数道明、藤本健也说："汉方之秘不可告人者，即在剂量。"信不诬也！

带着问题读书是学习中医和提高中医临床技能的一个重要途径。

三、记住一些独特的中医理论并运用于临床

有些理论在临床上很少用到，如"气不足便是寒"，大家最熟悉的可能是"阳虚生外寒"，所以在临床上碰到畏寒的患者，多首先考虑阳虚，岂不知"气不足便是寒"，如畏寒者有气虚佐证，便可益气而获效。

下面说一位老师的治疗案例，其所用的理论是"邪火不杀谷"，这句话从哪儿来的？从《伤寒论》里来，诸位可能说《伤寒论》里没这句话。呵呵，诸位没说错，我们在学校学的《伤寒论》里确实没这句，但你去翻翻《千金要方》里收录的《伤寒论》条文，就会找到这句话。

此病案来源于金匮名家周衡教授，是他在给我们上课时讲到的。一患

者腹泻 2 年，在全国很多地方看过中西医，就是无效，后来到周教授那儿就诊。症见四肢不温，形体畏寒，腹痛欲泻，泻后痛减，大便清稀，日行数次，口干喜热饮，舌质淡，苔薄白，脉沉。一派脾肾阳虚的症状。视前方，四神丸、真人养脏汤、参苓白术散等。从辨证看，基本正确，何以无效？周老教授思索良久，认为必有独处藏奸之症。于是细细问来，发现患者大便清稀但极秽臭。明白了，内有郁热，阴阳不相顺接，阳郁于里，故有一派外寒之象。内有邪热，"邪火不杀谷"，邪热非少火（生理之火），不能消化水谷，故有积停于内，祛其积，调胃承气汤加减，数剂而病瘥。

诸位在临床上所见的心衰患者很多，肢肿，腹水，胸腔积液，喘息，这种情况非常多见，但患者常常出现舌干萎无苔，或舌光红无苔。一般辨证为阴虚水停，常用生脉散加四苓散、四季青、葶苈子等，养阴利水泻肺，但往往难以取得好的疗效，为什么？再看看水肿的患者，一般都是四肢不温、畏寒、饮水少或口和等，一派阳虚的症状，心内科工作时间长的医生可能有体会。

在《王孟英医案》中有类似的案例，王氏认为当舍舌象而从症，为什么？王氏认为舌干萎无苔或舌光红无苔非为阴虚，而是水阻气津不能上布于舌，治当温阳化气行水。

进一步思考，我认为王氏的理论有独到见解，符合临床。但水肿的形成乃水谷精微不从正化使然，津液的不足仍然客观存在，因此我常选用《冯氏锦囊秘录》里的全真一气汤，该方由制附块、人参、熟地黄、麦冬、白术、怀牛膝、五味子组成，具有益气回阳、扶正滋阴、摄纳元气之功。临床常在该方的基础上加桂枝通阳化气，加大剂山茱萸收摄元气，佐黄芪配茯苓健脾利水，实践证明临床疗效很满意。

中医治疗内风多遵《内经》"诸风掉眩，皆属于肝"之说，息风多从肝入手，或清肝热以息风，或镇肝阳以息风，或滋肝阴以息风，或养肝血以息风。但对于小儿多动症，常常难以取效，为什么？小儿"脾常不足"，

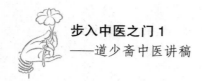

脾虚无以化生阴血，肝木失养，对于这种情况你要是只滋肝阴以息风，很难有疗效，其治当"求之于本"，在健脾方中稍佐以息风之品，常可效出意外，这就是古医籍中称作"土虚木摇"理论的临床运用。

又如口腔溃疡久治不愈，我们根据《寓意草》里提出的"厚土敛火"法，使用理中丸治疗，常常获得满意疗效。

读书时看到一些独特的理论不可忽略，这些理论在临床上往往有很重要的指导意义。

四、读书与临床要善于综合运用所学知识

读书要活学活用，不要读死书，要把学到的东西贯通起来加以运用，否则，你最多只能成为一个书橱，临床技能是很难提高的。如何贯通呢？就是说不管读书还是看病，你得把你所学的东西综合起来分析问题。现在我们来看吴鞠通的一个医案，请大家分析一下为什么称之为开肺法？

陶氏，68岁。左肢拘挛，舌厚而謇不能言，上有白苔，滴水不能下咽，饮水则呛。此中风夹痰之实证，前医误与腻药补阴，故隧道俱塞，先与开肺。生石膏四两，杏仁四钱，鲜桑枝五钱，云苓块五钱，防己五钱，白通草一钱五分，姜半夏五钱，广皮三钱。（《吴鞠通医案·中风》）

我们现在来分析此案，此案已经指出，"此中风夹痰之实证，前医误与腻药补阴，故隧道俱塞。"从舌象、用药史及吴氏的处方，我们可以看出该病目前主要病机是湿热夹痰阻络，湿热夹痰从何而来？前医予"腻药补阴"而致中焦壅阻，湿热内生，湿郁生痰。治疗的关键在于祛湿清热。

对于湿热的治疗，临床上是很棘手的，为什么？古人形容湿热难治是怎么说的？治湿热之病如抽丝剥茧，去掉一层又一层。燥湿则伤阴助热，清热则易伤阳，湿为阴邪，得阳则化，阳伤则对于祛湿不利。怎么办？治

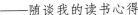

疗首先要使热与湿分开，先祛其湿。治湿多采用分消的方法，即宣上、燥中、渗下。吴氏方共八味药，其中直接治湿的有五味，茯苓、防己、白通草利湿于下，陈皮、半夏燥湿于中（二者同时燥痰），只有一味石膏清热，仅用一味桑枝通络。为什么要用杏仁一味？三仁汤里说得很明白，杏仁苦温，善开上焦，宣通肺气，肺主一身之气，气化则湿亦化也。宣肺亦即开宣肺气，故吴氏把此法称之为"开肺法"。

湿热化，隧道自通，不通经脉，经脉自畅。其实吴氏这张处方即是从三仁汤化裁而来，融入了外台茯苓饮的方义。

在中医史上最会读书的人可能就是吴鞠通了，他硬是从《临证指南医案》中读出一个三焦辨证来，不信你看看《临证指南医案》，再看看《温病条辨》，你就会发现吴氏所创的方剂大部分都是取自于前者。呵呵，所以王孟英最看不起吴鞠通了，说他的东西是抄来的，撰写《温热经纬》时他是不引《温病条辨》一条条文的。吴氏之抄，乃善动头脑之结果，他为上下五千年，中医十大医家之最后一位，其医术地位岂王孟英可比也！

选这个案例只是看看大家是否能把痰、湿、热的关系，湿邪的治疗法则，以及常用的治湿方剂，融合在一起思考。读书、临床都要学会把所学的知识融汇在一起分析问题，能做到这一点，你的临床水平肯定能提高得很快。另外一点就是要告诉大家治湿勿忘开肺！

下面举一个病例，看看大家在这方面是否有进步。

某女，教师，50 余岁。病发春日，感受风寒发病，症见发热（体温39.5℃），恶寒，头痛，肢节酸痛，口干，微苦，舌质淡红，苔白，脉浮。辨证为外感风寒湿邪，内有蕴热，方用九味羌活汤。服药 1 剂，热退，恶寒除，肢节疼痛缓解。但患者出现两目胀痛难忍，以头顶墙，口干口苦，脉弦。遂以龙胆泻肝汤加羚羊角，1 剂症平。

大家先自己思考，想想为什么用九味羌活汤后会出现目痛？为什么一

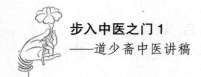
个表证的患者，从解表很快地转手使用清泻里热的方剂？不要急于看我的分析。

　　这个病例是全国知名的中医专家熊继柏老师诊治的。现在我们来分析一下为什么用九味羌活汤会出现目痛。女人以肝为先天之本，古有云，"人过四十，阴气自半"，女性年过半百，阴血尤显不足，肝经阴血亏虚，则肝阳易亢，适逢春日，正是肝气升发之时，辛温发散之品其性多升，最易带动肝阳上冲，故使用辛温发散的九味羌活汤后，虽然风寒表证得解，但肝阳亦随辛温发散之力上冲，肝开窍于目，故目痛难忍。表证已解，证遂全属里证，病之关键在于肝阳上冲，故予龙胆泻肝汤加羚羊角清泻肝阳而获效。此等手法非学验俱丰者不能！

　　这些理论我们都学过，你是否也能融会贯通呢？

　　干中医的人要善于思考，在临床上要善于把读书所学的知识综合起来分析病情，只有这样你才会成为一个好医生！

第4讲　如何提高临床技艺

——从实例谈谈临床经验的积累

接下来我们谈谈如何提高临床技艺。

有学友在讨论中说道："大家别总拿破烂教材当圣经，行不？这种西医模式的中医教材，能治好病才怪。多看看古人的书。"这话有一定的道理。但我依旧强调学好教材的重要性，古人说得好，"师父引进门，修行在个人"，这教材便是入门的台阶。当然不只指五大基础课，而且包含我前面说到的《伤寒论》《温病学》《外感温热篇》《湿热病篇》《内经知要》等，最好还要系统地看看古代医籍，如《内外伤辨惑论》《脾胃论》《阴证略例》《丹溪心法》《儒门事亲》《素问玄机原病式》《景岳全书》《医贯》《医学心悟》等。只有系统地阅读了古代医籍，才能具备较扎实的基础。

我前面在谈到如何打好中医基本功的时候就提到，如果你能读懂《临证指南医案》，就说明你的基本功扎实了。为什么？请看《临证指南医案·凡例》中的一段话，"然看此案，须文理清通之士，具虚心活泼灵机，**曾将灵素及前贤诸书参究过一番者，方能领会其中意趣**。吾知数人之中，仅有一二知音潜深默契。若初学质鲁之人，未能蹑等而进，恐徒费心神耳。"

我为什么引用这段话？这段话说明什么？我不须加以分析，大家都能看得明白。说真的，在学校时我就知道，学中医的人都想读《临证指南医案》，等我好不容易买到此书，却看得一头雾水，大部分的医案根本看不明白，于是便去请教我的老师，我的启蒙恩师马继松老师便在书上划出这段话，给我开了一个读书清单，等你读完了这些书，你再读《临证指南医

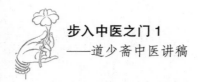

案》吧。于是我便苦苦读了几年古代医家医书，后来再读这本书的时候便有了很大的收获。

此是闲话，下面我谈谈个人提高临床技艺的一些经验，希望对大家有所帮助。

一、读书要有自己的思考，不要人云亦云

还是从读《临证指南医案·中风》说起吧，叶氏治疗中风以"阳化内风"为主旨，认为本证基本上是上实下虚，在治法上提出以"质厚填阴，甘味熄风，节劳戒饮"为治，具体的治法有：补肝肾以摄纳肾气为要，而清上安下，其在甘凉不伤脾胃者宜之；肝肾脏阴本虚，镇补之中，微进通阳为法，以脏液虚，不受纯温药耳；清凉固是正治，然须柔剂，不致伤血，且有熄风功能；气火升腾所致，以苦寒咸润酸泄，少佐微辛为治，议进补阳明泄厥阴法；夫痰壅无形之火，火灼有形之痰，甘寒生津，痰火风兼治矣……。俞震在《古今医案按》中评价说："《指南》所载泄木安胃、镇阳熄风、浊药轻投、辛甘化风，种种妙义，直驾古人而上之。"

关于叶天士治中风的学术思想我不想深谈，大家看看这本书便能知道。我只想说一下我在读叶案时遇到的一个疑惑，即叶氏治中风常在方中加火麻仁一味。因叶案言简意赅，很少详细地描述症状，所以对于叶氏的用药各家有各家的看法。多数医家都认为该药在方中的作用是滋阴息风，现在的《中药学》教材中说火麻仁有滋阴息风的功能可能即出于此。诸位不知想过没有，火麻仁滋阴不及生地黄、何首乌等味，息风不及天麻、钩藤等品，叶氏真的是用火麻仁滋阴息风吗？我一直非常怀疑，但在 10 余年内问过不少前辈，答案都一样！

后来我遇到了全国有名的中医史学家彭坚教授，他临床经验极为丰富。当我向他提到此问题时，他先是问我你看的中风患者多吗？我说看过

一些，他说你想想中风的患者长期卧床，肠蠕动很差，常常有便秘的症状，是这样吗？

火麻仁在方中作用是润肠通便！我认为这种解释不仅符合中药理论，而且与临床极为一致，近十年的疑惑在这位名家寥寥数语间便化解了。

试想叶氏为一代宗师，其病案常言病机、用法，用字极简，症状亦多不描述。为什么大部分的写书人说火麻仁的功效是滋阴息风呢？这些人多是理论好，却相对缺少临床经验，因此，有些见解不免会出现一些误差。

读书要有自己的思想，不要人云亦云。有些学友可能会问，当基本功尚未完全扎实的时候，对很多问题尚不能明鉴怎么办？那你就先接受，在临床中慢慢地体会，用心思索，渐渐的你就会有收获。

二、在失败中积累经验，失败是成功之母

下面请看我的一则临证笔记。

道少斋医话（节选）——误用麻黄，阴阳耗散而亡

某患者，男，73岁。患扩张性心肌病，并发顽固性心衰，心悸心慌，喘息气促，不能平卧，咳痰稀白，周身重度水肿，胸腔积液，腹水，四肢不温，舌质光红无苔，脉结代。经某医学院附院抗菌、强心、利尿、扩血管（曾连续静脉滴注硝普钠月余不能缓解）等综合治疗2个月未缓解。后转我院，先予西医抗心衰治疗，结合中药，认为是阴虚水停，予生脉散加葶苈子、冬青子、茯苓、桔梗、车前子等益气阴、化水湿，半个月无进展。

余苦思良久，认为患者系阴阳两虚，当阴阳两补、化气行水。方予全真一气汤加减，药用红参、制附片、干姜、麦冬、五味子、怀牛膝、桔梗、山茱萸、桂枝、丹参、红花等味。服方2剂，舌转淡胖，苔白滑。在未用任何利尿剂的情况下，每日尿量3000～4000mL，喘息渐缓，服方10余剂，水肿消失迨尽，诸症悉平，守方出院。

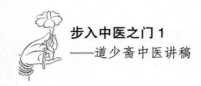

半年后，患者不慎感受风寒，1 周内发热恶寒，咳痰白稀如泡沫，喘息气促，心悸心慌，周身水肿，小便量少，舌质淡红，苔白腻，脉沉细结代。时余认为是表寒里饮，予小青龙汤加减，唯恐生麻黄发散过度，遂改为炙麻黄，配薄荷以疏风解表。服方 2 剂，发热消失，余症依然。时余因教学需要离开病房，然对此患者甚感兴趣，是以每晚前去病房，得以观察病情变化。某医接手，请心内科某教授查看患者，该教授系伤寒名家弟子，认为患者心衰当从饮治，水饮凌心射肺，古有肿、悸、喘等症并见，小青龙汤为正法，但不可以炙麻黄代生麻黄，前方不效即在炙麻黄用之不当，遂以小青龙汤原方加葶苈子予服。服方 1 剂，患者即胸背大汗，抹汗日湿透毛巾 10 余条；第三日，患者出现烦躁谵语；第四日，患者心脏骤停而亡。从大汗至亡，亦未停方。

患者病属顽症，然纵观中医辨证，有无过失，或可从中有所受益。

患者肿、悸、喘等症并见，从饮论治，小青龙汤当属正法。然久咳久喘，肺气耗散，生麻黄不可轻易使用，这一点《临证指南医案》中早已明确指出，对于久咳久喘患者，麻黄有耗散肺气之弊，不可轻易投之。叶氏为一代中医名家，其所治之病多危重，所以此话必从临床经验来！这是我改生麻黄为炙麻黄的原因，为什么我改了？因为我看过《临证指南医案》。

我录此案，非在诋毁，是要学友们从其中吸取教训！患者久患心衰，前用阴阳两补之法，进大剂参附合生脉，病方得以平，今用生麻黄正犯"虚虚"之戒，汗则亡阳，复又耗阴，阴阳两亡，岂能不殁？生麻黄重在发汗，炙麻黄重在平喘。

自此之后，我在临床对于慢性支气管炎、肺气肿、哮喘等久病数十年而致心衰者，临证有肺肾气衰，动则喘促汗出者，从不轻易使用生麻黄。

又如我在治肝病肝区痛时使用乳香、没药出现急性肝功能损害，外感咽痛使用山豆根致呕，等等，都为自己在临床上积累了较多的经验和教训。

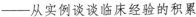

"前车之鉴，后事之师"，从失败中吸取教训，是提高临床技艺的一个重要方法！

用古人方不可胶柱鼓瑟，应灵活化裁，然虽治成坏证，亦有救法。

下面出几个问题请学友自己思考。

问题一：本案服小青龙汤症见大汗时，以何方救逆？

问题二：出现烦躁谵语又以何方救逆？

三、虚心向他人求教，他山之石，可以攻玉

上周六，中医群的很多朋友讨论附子在临床上的应用，我看了一下记录，有的人一剂用到200g，这些用法，你可以了解，但不可轻易使用！

我认识一位医生，临床水平很高，在临床上使用附子6g，患者出现中毒症状，自此以后便对附子使用十分小心。呵呵，一朝被蛇咬，十年怕草绳！

附子辛温有毒，但在临床上确系一味良药，它的毒性真的那么可怕吗？又该如何防止？实话实说，我在临床上使用附子是从"初生牛犊不怕虎"到"畏之如鸩毒"，再到"每日临床不离附子"，这样一个实践、学习、再实践的过程！

上海精神病院的周康主任医师曾创"壮阳汤"治精神分裂症中表现为畏寒懒动为主症的患者，以附子、肉桂、干姜、仙茅、淫羊藿等为主药，其中附子多者用至 50g。很早的时候我看过皖西一位名医医案（记不清书名了），治疗癫狂用附子，每次用到30～60g，也曾看到我的实习带教老师，一位心血管专家用附片起笔就是 30g。后来我在临床使用大剂量附片，很多患者取得较好的疗效，即是我说的"初生牛犊不怕虎"，再后来在临床上碰到了中毒病例，心有余悸，也就不敢放手使用了，呵呵。

诸位可能要问，那你怎么又敢使用了呢？当然凡事都有来由，有一次我去拜访我的启蒙恩师，闲谈之时，他的长子看了几个患者，有两张方子

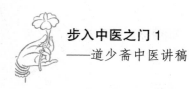

里都有附子，剂量很大，于是我向他请教。

我这学弟，我的老师曾把他送到南通名医朱良春门下学习，虽然年轻，却有真才实学。这学弟便对我说用附子要注意这么几点：确系虚寒证；附子要炮制得好；要和生姜同用，生姜的剂量要大；煎药火候要到位；对于易上火的人，要配牛膝引火下行。我把这些经验传给学友们，呵呵，可要收费的啊！

再到临床慢慢地重新实践，也就有了体会，我是搞心内科的，治心脏病用附子是常有的事。下面我说一个病态窦房结综合征的案例。

某男，50余岁。先在某医学院附院心内科诊治，心率每分钟多在40余次，夜间心率有时只有30余次，西医建议安装起搏器。患者为下岗工人，经济困难，只好求中医诊治。症见心悸气短，畏寒肢冷，寐差，纳可，二便可，舌质淡，脉结。动态心电图检查为典型的病态窦房结综合征。立法：温阳益气通脉。用方：制附子（先煎）20g，小红参5g，细辛3g，苦参15g，葛根30g，丹参20g，生姜10g。每日1剂。西药仅予极化液、肌苷片、维生素B_1等。

患者服方10剂，心率就增加到60余次，而且心律整齐，为窦性心律，后接服10剂，心率增加到70余次，带方巩固。患者以后常找我看病，随访已经3年了，病情很稳定。

说了这么多，只是告诉大家，别人的经验有时候很值得借鉴，这也是提高个人临床技艺的一个重要方面。

四、道听途说并非都是假，处处留心皆学问

我虽是搞心内科的，但在我们这儿有很多肾病的患者找我看病，而且临床疗效很不错，我的肾病患者在全省以至省外都有，而且大部分都是长

期跟踪随访。为什么会有这么多的肾病患者呢？实话告诉大家，我只是弄到了一首非常有效的治疗肾病综合征的方子，一个患者看好了，就会给你介绍一堆患者。这方子最早的时候便是道听途说来的！

话说我的导师，那位以桂枝加厚朴杏子汤治心衰的教授，有一次和我闲谈，说到他最早的一篇文章是一个在大学教中文的老师给他发表的，那老师患了肾病综合征，在某医学院附院治疗2年，病情极不稳定，只好求救于中医，没想到我导师予以中药治疗，所有的症状渐渐缓解了，临床痊愈，后来患者还结婚生子。

那老师久病成良医，在西医治疗无效的情况下，便自学了很多中医知识，他的肾病治好后，他便建议我导师把经验整理出来发表，我导师淡于名利，也就不很感兴趣，最后那老师便代我导师执笔写了一篇文章，发表在《中医杂志》上。

我导师还说该方子对于慢性肾炎有较好的消蛋白作用，并给我说了很多病例。当时我就问什么药物组成，他说就是一些补脾益肾的药物。

于是，我就到图书馆翻阅《中医杂志》，找到了这首方子。真的像我导师所说的那样有效吗？我便在临床上摸索使用规律，结果发现对于Ⅱ型肾病综合征，也就是伴有高血压的患者疗效不理想，但对于Ⅰ型肾病综合征，只要辨证符合，疗效非常好。现在我们治疗Ⅰ型肾病综合征基本上摆脱了激素疗法，这一点很多西医不信。呵呵，但事实胜于雄辩！

现在我把这首方子介绍给大家，关于怎么合理使用？如何取得好疗效？在《闻过喜医辑》里有详细的叙述。大家可以找这本书看看（我的启蒙恩师在此书再版修订时特向我约稿，我就写了这么一篇）。下面摘录其中的一部分：

"刘氏经验方治疗原发性肾病综合征，全方由生黄芪30g，党参15g，当归10g，升麻3g，柴胡5g，丹参20g，芡实15g，白术15g，山药15g，仙茅10g，淫羊藿10g，凤尾草10g，山楂15g，甘草5g组成。辨证以面

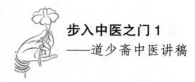

浮肢肿、面色萎黄或泛白、少气乏力、纳呆少食、腰膝酸软、或伴足跟痛、形寒肢冷、性欲低下、月经失调、易感冒、舌质淡或淡胖、边有齿痕、脉沉细或沉细无力为标准。

　　刘氏认为原发性肾病综合征表现为脾肾两虚者为多，或以气虚为主，或为气阳两亏。其病理关键在于本虚标实。其病理特点以虚（脾肾气阳亏虚）、壅（水湿、瘀血内停）、漏（大量蛋白尿）为主。根据这一病理特点创制了该方。方用黄芪、党参、白术、山药益气健脾祛湿，仙茅、淫羊藿温补肾阳，俾脾气健则水湿得运，肾阳足则自能化气行水，水肿自消矣。尿蛋白亦水谷精微所化，中气亏虚，固摄无力，精微下趋则见大量蛋白尿，故方用升麻、柴胡、芡实升提固摄以消除蛋白尿。"水停则血瘀"，故方用丹参、当归、山楂活血化瘀。用甘草以调和诸药。全方冶扶正祛邪、固摄精微于一炉，标本同治。通过临床观察证实，以脾肾双补法为主的综合疗法治疗原发性肾病综合征疗效十分显著。"

　　好了，上面这个例子只是告诉大家多留心老前辈的经验，有好的经验，听说了，跟踪一下，说不定你会有很大的收获！

第5讲　莫因技小而不为

——谈谈吴茱萸外用的临床心得

传统医学中过去曾存在"大方医"看不起"下甲人"的现象，现在的中医内科医生重内治法而轻外治法，常常对一些外治法的使用不太在意，为什么？常常想当然，西药治不好，中药内服也无效，用外治法能有效吗？呵呵，不可妄下结论，当你实践了，你就会改变这个看法。清·吴尚先《理瀹骈文》里说得好，**"外治之理，即内治之理；外治之药，亦即内治之药，所异者法耳。"留心外治法的学习和运用是提高临床技能的另一个重要方面**。下面我就给大家讲几个使用吴茱萸外用治病的例子。

案1　药毒致呕，巧用吴茱萸降逆气

话说当年我读硕的时候，跟着大内科主任刘新祥教授坐诊，接到某科的电话，该科主任请刘教授去会诊。一患者反复呕吐2天，已经请内科的几位副主任会诊过，各种止呕西药均用尽，患者症状毫无减轻，滴水不进，家属意见很大，只好请大内科主任出面会诊了。

到了该科，先到病房看患者，患者俯身于床沿，频频干呕，每次呕完则仰靠，有气脱之感。刘教授简要问了病情，随后翻阅了病历，判定系喹诺酮类药物反应（已停），告诉该科主任，这患者西药无效，可用中药。该科主任瞪大了眼睛说，患者呕得滴水不入，中药能喝下去吗？不是在说笑吧？诸位可能会有同样的看法，以为老教授在说梦语吧？！

呵呵，大主任怎么说？他说："谁要口服中药，难道除口服治疗的办

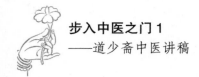

法外，中医就没其他的方法？！"拿起笔开了一张处方，吴茱萸 30g 研末，下面用法写的是醋调外敷两侧涌泉穴。

当时我很好奇，心想这中药外敷真的能止呕？当天下午我去了病房看那患者，没想到真的神奇，患者不呕了！

案 2　热病后期，内外兼治开胃气

有一次导师电话告诉我，要我跟他去看一个患者，出了病房，一辆小车等候已久，上了车，患者家属就开始述说病情。其母 80 岁了，因支气管肺炎在某医学院附院住院治疗 30 余天，一开始是高热，用了大量的抗生素，高热控制了，但每天仍旧发热，一直波动在 37.8～38.5℃，咳嗽痰少，时时干呕，水谷均不入。左一个痰培养，右一个血化验，短短 1 个月花费了三四万。患者顶不住了，本来收入不高，还有两个孩子读大学，可不轻松！

医生告诉患者家属，患者年纪大了，抵抗力低下，所以用药效果不好。这样一说，家属就失望了，把老太太接回家吧，反正年纪这么大了，不能弄得人财两空，死的死了，活的总还要活！

患者回家的当天，邻居告诉他说，以前有个医生在这儿工作好多年，中药开得非常好，可以请他来看看。当然，那医生就是我的导师。

闲话不说了，到了患者家，患者仰靠在床，咳嗽无力，痰少质黏，时时干呕，饮水则吐，舌光红无苔，脉细弱而数。

看完患者，导师便出了一方，乃益胃汤加西洋参，另用吴茱萸研末外敷涌泉穴。汤剂水煎时去头煎，以二煎汁少量喂入患者口中，频频含咽，不限次数。

为什么去头煎？重病胃气衰败的人，常常"虚不受药"，去头煎，薄其味，取其气，使胃气虚不拒药也。

两天后，患者家属来医院请导师调方，说用药的当天患者呕就止了，

第二天思食了。导师问了一些基本情况，在病历上写道：效不更方，前方继进。

告诉家属，该方第一煎煎好即服，外用药停用。嘱以米粥调养胃气，不可进肥腻之品。越5日，患者家属告曰热退，精神好转，咳嗽止，纳食增加，遂以参苓白术散合益胃汤收功。

案3 肾衰浊攻，降逆化浊和胃腑

前面说了两例别人的患者，现在说一个我经治的病例。患者是某省级医院血透室副主任的哥哥，一个药源性肾衰竭患者。

患者送进病房，我接诊后，那血透室副主任便递给一份十分完整的住院病历复印件，开始埋怨他们单位的某医生，说患者感到十分不适，劳则费力，住到心内科，查查没发现心脏有什么大问题，便开始怀疑肿瘤，不知怎么地使用了左氧氟沙星，竟连续用了1个月，等到患者开始呕吐了，再查肾功能，肾衰竭，进入尿毒症期了，入院时检查肾功能好好的。

肾衰竭了要血透，患者70多岁，几个子女都是下岗工人，长期血透负担不起，只好送中医院了。我说可能最后还得血透，那副主任说，真不行到时候再说吧。

当时入院时复查患者的肌酐 600μmol/L 多点，尿素氮 27mmol/L，患者仰靠于床，少气懒言，声低息微，纳食则呕，大便数日未解，腹无所苦，小便每日 600mL 左右，舌干萎无苔，脉细弱而数。

凡治大病，当以顾护胃气为要，存得一份胃气，便有一分生机。

关键要让患者呕止进食，能进食了，药也就能进了，便可有转机。

怎么办？还是用上法，外用吴茱萸研末，醋调外敷涌泉穴。内服药予益胃汤加西洋参益气养阴，加紫苏梗、藿梗和胃气，煎汁少量频服。

1周后，患者呕止思食了，再根据辨证用方治疗了1个月，结合中药灌肠泻浊（常用经验方：槐花、煅牡蛎、丹参、半夏、附子、益母草等味，

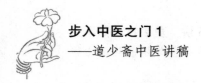

煎汁150mL,每晚保留灌肠1次)。复查肌酐160μmol/L,尿素氮7.8mmol/L,患者无明显不适,予以出院。

那血透室的副主任在接其兄出院时不停地说,没想到中药的效果如此神奇!自那以后他家人生病时都到我们这儿来求中西医结合治疗。

案4　外邪犯胃,温中降逆止呕

这个患者是我的小外甥女,受寒后出现发热,咳嗽,鼻塞流涕,呕吐,典型的胃肠型感冒。到当地的县医院治疗,两三天后热退咳减,但呕吐不止。

内科进行了会诊,有的医生认为有脑炎的可能性,于是就查CT、脑脊液,结果是阴性;也有的认为是肝病,甲肝、乙肝、丙肝,肝功能就查了一大堆,什么也没发现;有的说是胃病,胃排空有问题,于是做胃镜。可以这么说吧,该查的都查了,就是没结果,住院十几天,花了很多钱,但呕就是止不了!

这时候她的父母急了,才想起远在两千里之外的舅舅了,晚上9点打来电话,我就问了问发病的情况、主要的症状、演变的过程,心想上面的这些考虑没有一个能支持的。于是我就和值班医生联系上了,对方了解我也是医生,还是个教授,于是很谦虚地和我讨论了起来,当然,这对我了解病情很重要,那医生在电话的另一头把所有的检查结果、治疗用药都告诉我了。

最后我断定我这小外甥女没什么大病,就是外感寒邪,不仅侵表了,而且直中了胃腑,用中药一定会有效。于是我告诉家姐等到第二天去找我在当地中医院的某同学开点中药。

家姐就说,你开个方,我记下来到药店去拿就行了。行吗?不行,她不是学医的,中药的名字一定写不对。我想了想,就告诉她,你去药店买点吴茱萸研碎吧,用醋调敷在孩子脚底前1/3与后2/3交界的地方。她照做了。

次日凌晨,我被电话声吵醒,神经立即绷紧。大家知道我们做医生的,最怕不是时候的电话，当时我就想肯定又是哪科要会诊。唉，做医生的苦啊，是吃不香，也睡不香！没想到是家姐打来的，告诉我小孩一觉醒来，吵着肚子饿，要吃东西，问我给她吃什么好？我不说大家也知道在这个时候吃什么最好，米粥呀，以养胃气来复。接下来我那在中医院工作的同学给她开了 3 剂参苓白术散加紫苏梗、藿梗调理，便什么事也没有了。

这次只是随便给大家聊聊，要告诉大家的是不要"因技小而不为"，单方气死名医，有时候小办法真的能解决大问题！

其他的如五倍子外敷脐部止汗、苍耳虫麻油浸拔脓、六神丸治心衰等，这些小方法，在临床上确实能取得很好的疗效，希望大家在阅读书籍时留心记忆，并在临床上运用。

请记住，合理地、适当地使用外治法是提高临床疗效的重要手段！

前几讲，我一般都会把治疗机制讲清楚，这一讲我只写病案了，把问题留给学友们去思考！

问题 1：为什么肾衰竭会出现呕吐？中医是怎么解释的？

问题 2：病案 2 中为什么首次使用益胃汤去头煎？

问题 3：中药灌肠治疗肾衰竭的作用是什么？

问题 4：小女孩感冒初起用什么方？

问题 5：西洋参、红参在药用功效、适应证等方面有什么不同？

问题 6：为什么肺热病常可伤及胃阴？

问题 7：紫苏梗、藿梗配伍的作用是什么？

问题 8：谈谈你对外治法的看法。

问题 9：请学友们把你们所知道的、在临床上使用过的、确有疗效的外治法发出来，供大家学习。

问题 10：请大家谈谈吴茱萸外用止呕的作用机制。

第6讲　中医的理论能指导临床吗

——从几个疑难病例的治疗谈起

2006 年，网上闹得很凶，自张功耀提出"告别中医"，于是乎，反对者振而呼之，欲置张氏于死地；支持者亦不少，所言也并非全无道理！

很多中医学者撰文捍卫中医，说实话，除了说说中医发展史的辉煌，中医为五千年中华民族的繁衍兴旺做出的巨大贡献之外，好的反击文章并不多。

有官方统计说现在全国从事中医的人共有 30 万，明显少于建国初期 57 万人，不仅如此，30 万中医工作者中真正掌握中医辨证施治的只有 1/10，也就是说只有 3 万真正的中医！中医的市场正在缩小，中医的疗效正在下降。中医现在和大熊猫一个样，靠国家政策保护才得以生存，大熊猫是什么啊？一种面临灭绝的动物，中医命运如此，就不怪张氏敢于发难了！

张氏"告别中医"理由之一是中医的理论不能指导临床，10 个医生看 1 个患者，弄出 10 个证来，开出 10 个方来，所以中医不科学。这也不能怪张氏，张氏虽说他自己研究中医 30 年，但从其言论来看，他连中医的门都没看到！但是持张氏之说者在中医界也大有人在，他们也说中医理论不能指导临床。为什么啊？就是因为他们在临床上运用中医药一直不能取得好的疗效，他们虽然在我们中医队伍中，但只要你一考他，他们同样对中医没什么很深的理解！不能正确地说出常用中药的功效，背不出常用的归脾汤、补中益气汤的大有人在。

中医的理论科学吗？能指导临床诊治疾病吗？这个问题有很多文章

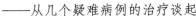

从不同角度出发在理论上回答过，我就不说了，建议大家看看《哲眼看中医》。

　　我说几个病案，大家自己分析分析，看看中医理论是否能够指导临床。

一、长期发热，治从湿温辨证，热从战汗而解

　　此患者是我一个朋友爱人的弟弟，大家相聚的时候，他向我说起他的小舅子的疾病。患者发热 2 个月，在某医学院附院诊治了 20 余天，既未弄清楚诊断，病也未好，花了五千多，家里穷，没办法只好出院，问我有什么好办法没有？我就让他把患者带来。

　　某男，26 岁，1995 年 9 月 6 日初诊。2 个月前劳作大汗，冷水淋浴后发热、头痛，按感冒服用西药后热退，4 天后又发热至今，就诊时病程已60 余日。每日下午 3 时许开始发热，至次日黎明热退，热势波动在 38.5～39.6℃之间。刻诊：体温 39.1℃，面容消瘦，肢体困重，乏力倦怠，少气懒言，脘痞纳差，口干思饮，但饮之不多，舌红干，苔白厚如积粉。

　　此处的辨证，面容形体消瘦，乏力倦怠，少气懒言，脘痞纳差，这些症状最易误导人，看起来颇似中气亏虚的证候，但在湿热困脾中也常出现。如何鉴别？舌象最为重要，舌干红，苔白厚如积粉，乃湿温之邪客于膜原的典型舌象。故综合四诊，当诊为湿温，辨证为湿热内伏膜原，阻于气分。这湿热之邪侵犯人体，常常缠绵难愈，病程较长，是以有 60 日发热而不退。治宜宣畅气机、芳香透达，方用三仁汤合达原饮化裁。

　　杏仁 6g，白豆蔻 6g，厚朴 6g，法半夏 6g，草果 6g，柴胡 6g，薏苡仁 15g，槟榔 9g，黄芩 12g，知母 12g。每日 1 剂，水煎服。

　　方取三仁汤之三仁，分消三焦，宣畅气机。湿邪客于膜原，此时邪不在表，忌用发汗；热中有湿，不能单纯清热；湿中有热，又忌片面燥湿。

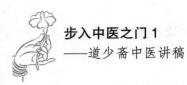

当以开达膜原、辟秽化浊为法，故合用达原饮。方用槟榔辛散湿邪，化痰破结，使邪速溃；厚朴芳香化浊，理气祛湿；草果辛香化浊，宣透伏邪。以上三药气味辛烈，可直达膜原，逐邪外出。凡温热疫毒之邪，最易化火伤阴，故用知母清热滋阴，并可防诸辛燥药之耗散阴津；黄芩苦寒，清热燥湿；加柴胡辛凉透邪外出；半夏化痰燥湿。

二诊。服方 4 剂后，不仅发热不退，而且乏力益甚，口干唇焦，舌红干，苔白厚而燥，查体温 39.5℃。很显然，湿热久羁化火，耗气伤阴了。为什么会在服用药物后病情不见好转反而加重呢？这就值得反思了。证属湿温，湿与热合，缠绵难愈，湿热久羁，稽留气分，耗气伤阴，遂出现湿热不解与气阴耗损的复杂局面。治以三仁汤宣畅气机、分消湿热最为适合，俾气机宣畅，湿与热分，则病能向愈。然气阴耗伤又不可不顾之，所以去了三仁汤中淡渗之品，以防进一步伤阴，但忽视了达原饮中多苦温之品，易使气阴受戕，故有湿热之邪更为化燥之势，但其病仍在气分。

凡治大病久病，顾护正气最为关键，宜急急顾护气阴，佐以宣畅气机，方改生脉散和三仁汤加减。

西洋参 9g，五味子 9g，杏仁 6g，白豆蔻 6g，薏苡仁 12g，枳壳 10g，川石斛 15g，麦冬 15g，芦根 18g。每日 1 剂，水煎服。

仍用三仁（杏仁、白豆蔻、薏苡仁）、枳壳分消三焦，宣畅气机，以化湿邪；用生脉饮（改人参为西洋参）合川石斛、麦冬益气养正，顾护气阴；芦根清热养阴，辛香透邪外达。

三诊。服方 3 剂，热虽未退，但身体困重、少气乏力明显好转，口干减轻，舌体明显转润。此乃气阴渐复，有托邪外出之兆。遂转方如下：

杏仁 6g，白豆蔻 6g，枳壳 6g，淡竹叶 6g，西洋参 6g，通草 6g，薏苡仁 9g，大豆黄卷 9g，川石斛 12g，五味子 12g，麦冬 15g，芦根 15g。每日 1 剂，水煎服。

既然气阴渐复，当加强淡渗利湿、芳香化湿之力，以祛湿邪，使湿与热分，故在前方中加入淡竹叶、通草甘淡清热利湿之品，佐入大豆黄卷化湿。

四诊。服方2剂，战汗热退，倦怠乏力，舌红干少苔，知饥不食，脉细弱。很显然，患者正气来复，湿热之邪通过战汗而解，然阴虚未复，表现为中焦胃阴不足。叶天士说，热病"不伤肾阴，必耗胃液"，遂用五叶芦根汤加减，益胃养阴，兼清余邪。药用：

沙参12g，麦冬12g，石斛12g，佩兰6g，荷叶6g，藿叶梗各6g，芦根18g。7剂，水煎服。

这个发热长达60余日病例，西医既没有给出明确诊断，而且经过长时间治疗也未能获效，在经济拮据的情况下，改由中药治疗，整个治疗期间完全是以中医的理论作指导进行辨证施治，未使用一片西药，也未进行输液，尽管治疗过程中有曲折，但终获痊愈。你能说中医的理论不能指导临床吗？！

对待中医理论正确的态度是不要沉溺于争论、斗嘴皮，而是学好它、用好它，毕竟疗效是最有说服力的。对诊断为"发热查因"或者"不明原因发热"的患者，我的经验是按照中医的理论进行辨证，常能取得较满意的临床疗效。

二、顽固湿疹，用药似离常规，其实不离辨证

这是个皮肤科的患者，大家可能会问，怎么会找到你这内科医生看？说起这个患者，很有意思。

某年夏季，我还在急诊科工作的时候。一天，"120"给我们送来一个女患者，40岁，陪同来的是她单位的同事。患者的同事告诉医生，说她有

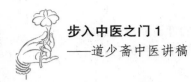

冠心病，经常上班犯心衰，半小时前又犯了，气促，请我们快点想办法！

于是我就和内科当班的医生一起去看患者，患者平卧在抢救床上，呼吸稍促，精神很紧张，牙齿咬着半边下嘴唇，口唇无发绀，听诊双肺呼吸音清晰，心率不快，律齐，无瓣膜杂音。于是问患者哪里不舒服？患者不答，用手掰开其嘴，患者说，心悸，胸闷，气促，气欲脱。须臾，牙又咬住半边下嘴唇不能言语，再掰开其嘴，又能说话，接下来又咬着半边下嘴唇，反复如此。很快，护士做完床边心电图，结果是心电图完全正常，心衰、心绞痛均不像。呵呵，我就怀疑是癔病了，挺有意思，10mg安定（地西泮），什么都缓解了。

她的丈夫也很快赶来了，患者在输液留观，我就把他叫到我的办公室了解具体的发病情况。他说，近两年，患者老是心慌心悸，胸闷，白天有发作，但在夜间发作的次数更多。在某医学院附院看门诊多次，一直诊断为冠心病、心绞痛，常年服用硝酸甘油、肠溶阿司匹林、地奥心血康，没停过，但夜间发作次数并没有减少。我就问做过冠脉造影没有？他说没有。我就问每次发作的时候都和这次一样吗？他说都这样。我又问是发作的时候去看的心内科吗？他说看病都是在不发作的时候。呵呵，搞心内科的人，可能会怀疑这冠心病的帽子不太成立了。

她的丈夫接下来告诉我，患者患皮肤病12年，在全国很多地方看过，也看过很多名家，都确诊为湿疹，但就是看不好，常年吃药，家里为了看好她的湿疹，连房子都卖了，希望收费给以优惠。正说着的时候，一护士进来向我汇报患者病情观察情况，听他这么说，就多了一句嘴，我们主任中药开得非常好，你可以请他为你夫人看看病。

我就是这么为患者诊治皮肤病的。检查患者，腕肘屈面、胸腹、腰背、双下肢，尤其是小腿有大量的搔痕，小丘疹、水疱、渗出夹杂，很多部位皮肤增厚粗糙，呈苔藓样变，脱屑，色素沉着的地方皮肤呈暗黑色。虽在炎热夏季，扪之四肢冰冷，长衣长裤。问之畏寒否？患者说不能吹一点风。

再问二便正常。视其舌淡胖，边有齿痕，脉沉细无力。

这皮肤病已有 12 年，我可不敢随意开方，让患者家属取来其就诊皮肤病的病历，好家伙，厚厚几本，我是慢慢地研究，什么清热燥湿、祛风胜湿、养血祛风、燥湿止痒……常用的治疗湿疹的方法是应有尽有，其中不乏大家手笔。按患者的说法是，100 元、50 元的号没少挂。唯独没有温阳散寒祛湿一类的方药。呵呵，看到这里，大家就可能明白我的诊断辨证思路了。

"病机十九条"中有这么一句话，"诸痛痒疮，皆属于心。"为什么这患者在患湿疹多年后出现反复发作的心悸、胸闷症状，而检查未发现阳性结果呢？那是因为湿邪客于肌肤，日久不解，浸淫血脉，内归于心，而致心气、心阳受损，故心悸、胸闷，发则有气欲脱之感。结合患者夏季仍扪之四肢冰冷，畏寒，舌淡胖，边有齿痕，脉沉细无力，当属典型的阳虚寒湿浸淫肌肤，治当以温阳散寒、和血祛风、燥湿止痒。遂开一方如下：

制附子（先煎）10g，桂枝 10g，黄芪 30g，党参 15g，当归 15g，细辛 3g，苍术 10g，防风 10g，茯苓 15g，土茯苓 30g，白鲜皮 10g，地肤子 10g，蝉蜕 5g，炙甘草 15g。

这方子实际上照顾了两个方面，一是心之阳气亏虚，二是湿邪浸淫。方用制附子温阳，桂枝、细辛通心脉以散寒，黄芪、党参益心气，当归和血，苍术、防风、茯苓、土茯苓、白鲜皮、地肤子、蝉蜕祛风胜湿止痒。

患者服方 5 剂，心悸、胸闷停发，皮肤瘙痒、渗出明显好转。于是患者及其家属就来了信心，服方 10 剂复诊时，就问西药可以停吗？我说试着停停看吧，要是心悸、胸闷再发你就再用。遂将上方去细辛、桂枝，加鹿角霜 15g，增强其温补元阳力度，周身阳气皆根于肾也。嘱其继服 10 剂。

四诊时，其皮肤的丘疹、水疱、渗出基本控制，皮肤也不怎么痒了，

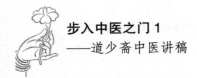

抗心绞痛的药物停用 10 余天，心悸、胸闷未发作一次。遂将上方去鹿角霜，加仙茅、淫羊藿各 10g，为什么加这两味？这两味温补肾阳的药质润不燥，不同于桂、附，可久服而不伤阴。

患者前后共服药 50 剂，12 年顽疾得以痊愈。很有意思的是，原来色素沉着的黑色皮肤颜色亦渐变浅，几近正常色泽。这位患者这些年给我介绍过很多看中医的患者，我常常问起她的情况，那些患者告诉我说她现在很好，皮肤病未再发。

三、高度水肿，久用西药无功，中医辨证获效

某女，70 岁。2007 年 9 月初因右股骨粗隆间骨折入住我院，既往有冠心病、心脏扩大病史。骨折后长期卧床，并发了压疮，其后又出现重度肺部感染，经 1 周四联抗生素治疗，病情日渐加重，转入我科。经治好转，但 11 月 7 日又出现了脑梗死，转入中风专科。在叙述其高度水肿诊疗过程前，先简单地说说其重度肺部感染在我们科抢救的经过。

患者于 10 月 1 日由骨科转入内科，症见神志欠清，静卧不烦，呈昏睡状态，右下肢架在勃朗架上做骨牵引，上半身平仰卧于床，面色苍白，面部浮肿，离很远都能闻及喉间痰鸣，咳嗽，不断咳出大量白色泡沫痰，但自己吐不出来，其女不断地用手指在患者口中掏痰，护士也在一边不断地使用吸痰器吸痰。扪之四肢不温，问之小便量少，已 3 日未曾进食，大便未解，唇绀，张口呼吸，舌面淡而多津，舌底淡红而干，苔少而白，脉沉细。双肺可闻及大量痰鸣啰音。心电监护示：窦性心律，110 次/分，血氧饱和度 87%，呼吸 30 次/分。

看完了患者，思索良久，找来患者家属，告诉家属这位患者已到病危的程度了。大家知道，肺部感染是老年人死亡的重要原因之一，但不能轻易就放弃了。首先我要求患者做的第一点就是先放弃牵引，为什么？患者

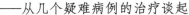

在这种骨牵引的体位下不利于排痰，况且患者高龄，骨折移位并不大，如果只考虑骨折的预后，势必对控制感染不利，患者首先得留住性命，感染要是控制不了，骨折对位再漂亮也无意义。

该如何辨证呢？根据患者神志欠清，静卧不烦，呈昏睡状态，喉间痰声辘辘，吐大量白色痰涎，四肢不温，小便量少，脉沉细无力。《伤寒论》里不是说了嘛，"少阴之为病，脉微细，但欲寐。"神志不清、静卧不烦与"但欲寐"极为相似。因此，首先考虑患者属少阴病，少阴阳气不足，结合四肢不温、小便量少、脉沉细无力，断为少阴阳气衰危，阳虚不能蒸腾气化，津液代谢失常，液聚而为痰，痰蓄于肺。

《金匮要略》说："病痰饮者当以温药和之。"待患者阳回，饮邪自化，不祛痰则痰饮自祛，痰祛则无痰蒙蔽心神，神当自清，用方不将化痰作为首要考虑，而是从整体出发，不着眼于肺部感染的局部，根据患者阳气虚衰的主要病机，把扶阳放在第一位，此正合治病当求之于本的宗旨。方以四逆汤回阳，苓桂术甘汤温阳化饮，加桔梗、薏苡仁化痰排痰，细辛加强温阳化饮的作用。抗生素保留头孢吡胺，停用其他三种，联用阿米卡星。

中药处方如下：

制附片 6g，干姜 6g，炙甘草 10g，桂枝 10g，茯苓 20g，桔梗 15g，细辛 3g，生黄芪 30g，薏苡仁 30g。1 剂，鼻饲。

中午服药，2 小时后咳吐大量白色泡沫痰，足有一痰盂，患者神志转清。

10 月 2 日 9 时再诊，患者神志转清，诉口干，仍咳白色泡沫痰，昨日入夜小便 5 次，色清，大便已解，色黄软，舌质淡而干，脉沉细。心电监护：窦性心律，93 次/分，血氧饱和度98%，呼吸 22 次/分，双肺啰音较前大量减少。患者口干，舌质淡而干，有津伤的征象，上方去附片，加前胡、紫菀、款冬花、五味子各 10g。1 剂，鼻饲。

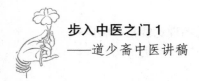

10月3日，患者咳嗽好转，已能和医者进行交谈。效不更方，前方再进1剂。

至此，一个重度肺部感染的老年患者，仅3天不到，就步入了坦途，这是单用西药很难做到的。其后病情逐渐好转，10月8日停用抗生素。10月12日可进正常饮食，大便成形，色黄软，偶咳，少痰，双肺未闻及干湿啰音。以参苓白术散加减继续巩固。

患者的大女儿是原同济医科大学附院的一个护士，在患者转入内科治疗的次日说了一句由衷的话，她说："我是从不相信中医能治大病的，你们让我开眼界了！"

记住，**从整体出发，辨证施治，处方用药不被局部病变所障眼，为抢救危重症的关键。**

2007年11月7日患者出现神志模糊，右侧肢体偏瘫，吞咽困难，饮水则呛，构音也不行，经X线头部断层摄影确诊为脑梗死。中风了，家属就提出转中风专科，那就转吧！

12月9日，星期天，患者的两个女儿找到我的科室，要我去给其母亲看看。大家可能会说，教授，周日你还上班啊？呵呵，多年的职业习惯，心内科的危重患者多，只要是没大事，周末、假日我都会到科里看看，求个心中踏实！

我就问怎么了？其女就说，最近两周患者情况越来越差，全身高度水肿，神志也不清醒，唤之没什么反应，整天呻吟，咳嗽，喉中痰鸣。已经请某医学院的教授会诊，除了抗感染以外，就是天天用"利尿合剂"，每天把氨茶碱0.25g、呋塞米80mg、多巴胺20mg放在250mL的5%葡萄糖氯化钠注射液中静脉滴注，再就是给点"能量"，病是一天比一天重，尿是越利越少，现在一天不到500mL尿了。

有人会说，患者家属怎么这样清楚，你是在编故事吧？呵呵，大家别忘了，前面我说了，患者的一个女儿在原同济医科大学附院做护理工作多年，一个老护士，你说看着挂在输液架上的输液卡她什么不知道？

西药无效，有了内科抢救的那次经历，其女又想起来把希望寄托给中医了！

我说有会诊单吗？她说没有，就是自己请的。我说那可不行，为什么？同行之间相互尊重。想了想，我说给你去请一个老教授吧，为什么我这样做？老教授德高望重，别人有意见也不好说，呵呵。

这老教授便是刘新祥教授。前面我说过，临床水平很高。这天他在坐无假日门诊。和老教授一起进入病房，就听到患者呻吟不断，烦躁不安，视其面部浮肿得厉害，肿得两眼睑都睁不开，以手压其胸腹、背骶均为凹陷水肿，两下肢肿得发亮，扪之不温，闻诊喉中痰鸣，痰白而稀，诊其脉细沉无力。家属说大便溏，每日 1~2 次。撬开患者口，视其舌干萎无苔。

看完患者，叫值班医生拿来病历，果然患者血浆白蛋白很低，中度贫血。老教授说，利尿药别天天用了，每周 1~2 次就可以了，这种情况有效血容量不足，血浆渗透压低，利尿的效果不会好。

看完病历，我是非常感慨，这位住在中医院的患者，在病情危重阶段，用的全是西药，真为当今的中医状况感到悲哀！

老教授开出这么个方来：

生黄芪 50g，茯苓 30g，生姜皮 6g，桑白皮 10g，冬瓜皮 20g，薏苡仁 30g，麦冬 10g，五味子 10g。

然后把方子递给我说，你看看，还应加点什么？我的老师就是这样，每次带着我看重病号，他都不会一下子把方开全，留下关键的让我思考，希望我在实践中积累经验。

于是我建议在方中加桂枝、附片、大腹皮。老师拿眼睛盯了我很久，说为什么要加桂、附？没看见患者舌质干萎而且没苔吗？我都用了麦冬、

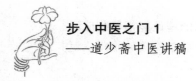

五味子益阴了。

我说出了我的理由，于是老师拿起笔在方中加上了三味药：桂枝 10g，附片 3g，大腹皮 10g。

效果如何？服药的第二天，患者停用西药利尿药的情况下，24 小时尿量 2700mL，第三天 2400mL，第五天 2300mL。第五天晚上我去看患者，眼睑水肿消退，已能睁开眼睛，和我交流了，咳痰大减，再看其肢体，水肿是十去七八，再看舌象，舌淡胖，水滑苔。

舌质干萎而且没苔，当属典型的阴虚征象，为什么我主张使用桂、附温阳，又为什么要加行气利水的大腹皮呢？为什么用药后舌象会变为舌淡胖，水滑苔？

患者的主症是：水肿，咳痰多而清稀，四肢不温，大便溏薄。只要是学过中医的人，就能断出患者的主要病机关键在于脾虚不能健运，阳虚不能气化，以致水湿内停，痰浊内生。所以以黄芪、茯苓、薏苡仁健脾渗湿，桂枝、附片温阳化气，生姜皮、桑白皮、冬瓜皮、大腹皮利水消肿。至于舌质干萎无苔的形成，与久用西药利尿、阳虚不能蒸腾津液上承于舌有关。故当以舍舌从证。临床要学会去伪存真，这样方不会辨证有误。

上面这几例患者，都是通过运用中医基础理论进行辨证而取效的，你说中医的理论能指导临床吗？

第7讲 被神化了的脉诊

——谈谈如何正确地看待脉诊

我小的时候家里很穷，中考的成绩非常好，可是父亲说："高中别读了，大学的梦也别做了，读中专吧，早点解决饭碗。学中医不错，中医三个指头能断人生死。"于是，我就走上了岐黄之途。

我的父亲和中国大部分的老百姓一样，对中医的脉诊充满了崇拜。可以说，在他们的心目中，中医的脉诊已经被神化，认为高明的中医毋需开口，通过脉诊就可以知百病，处方用药，救人性命。

一直到毕业后的好多年，我都在追求这种高深的中医境界，脉诊的书只要能弄到手，无不细研。下面就谈谈我对脉诊的看法。

一、四诊合参为切脉知病的前提

真的能仅凭脉诊明确患者的病情吗？你见过仅凭脉诊就能说出患者症结所在的高明中医吗？我见过，可是他改变了我初衷的追求，不再只重视脉诊的学习，更注重四诊合参了。

在我刚参加工作的时候，很幸运地能跟随皖南地方名医陈衍棋老先生侍诊，常常见其手把患者的脉，如数家珍般地一五一十说出患者的病情，患者头就像小鸡啄米般地点个不停。当时啊，我对这老先生是崇拜得五体投地，留心观察，希望能学其一二，但侍诊数年，未窥其奥妙。

10余年后我调离那家单位，临行前，我向老先生告别，感谢他多年来

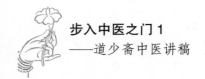

对我的指教，顺便把心中的疑问向他提出——他是如何做到诊脉知病的？

老先生说，脉理精微，其体难辨。弦紧浮芤，辗转相类。在心易了，指下难明。更有一脉主多病，多病可见同一脉，岂可仅凭脉以诊病？**切脉知病只是面上的现象，真正的功夫并不在此。**《内经》不是说了吗，"望而知之谓之神，闻而知之谓之圣，问而知之谓之工，切而知之谓之巧。"为医者需上知天文，下知地理，中知人事，诊病需要了解季节气候对发病的影响，地理位置不同，六气所胜有差异，尚需了解不同年龄人的心理状态，也就是中医所说的七情因素，然后整合望、闻、切得来的信息，可得其半矣。还有一半就是从问中来，有经验的中医提问，并不会让患者感到是在问，而是感到在说出患者的病情。这功夫并非一时能够练就，需要很长的临床实践才能达到。

接着他给我举了个实例，你看我看经病一般都能说得很准，怎么看得准呢？注意了没有？一般 20 岁左右的女性多由其母或其婆婆陪着来诊。我问的第一句话是什么？"闺女出嫁了没？"这句话就像和患者闲扯聊天一样，其实这句话很重要，如果答案是没出嫁，那一般多是经病，没出嫁的女孩极少有带下病，更不会有胎产病。

接下来我就在切脉后说："闺女的月经不对吧？"这话很活，先期、后期、先后不定期、痛经、闭经等，都是行经不正常。患者不懂啊，就以为我看准了，下面的不要我说她就会说出来。

如果出嫁了，一般是问是否怀孕或者是不孕，为什么？儿媳经停了，老人盼早日抱孙，多陪媳妇来就诊，希望早得个喜讯，一般的老人眼中会有期盼的神情，我就会问月经有段时间没来了吧？当然多能说中，接下来患者就会自动说出种种早孕的反应来。要是不孕啊，患者面有忧愁，也是能看出来的。问诊的技巧很重要，就是在无形中让患者泄露"天机"。

但更多的时候，高明的问诊并非是这种技巧的问话，而是需要以扎实的中医基本功为基础的。有一次我看一个下肢特发性水肿 2 年的患者，这

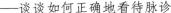

位患者伸出腿让我看，水肿局限于双下肢的胫前内侧，上不到膝，下不过踝。然后我诊其脉，六脉濡细，结合这水肿的部位系脾经循行之处，曾服用健脾祛湿、温肾化气、淡渗利湿中药无效，断定为脾气亏虚，清气不升，湿浊下趋。遂问嗜睡吗？答曰：嗜睡。休息可缓解吧？答曰：若休息两日可全消。遂以补中益气汤加减获效。

"望而知之谓之神"，危重之症首当观其神，即观眼神最为重要，"视目之精明，诊神气也"（张介宾语），以断其预后。一般患者入诊室，当留意其面色、表情、形态、言语。大凡一病有一病态，大部分的疾病通过望诊便可识得，如喘、水肿、臌胀等。每个患者进入诊室，无论你在诊脉，还是在开方，都要留意一下患者的形体病态。如感风寒之人头痛，常喜以毛巾扎头以防风，多伴有畏寒、流涕；腰腿痛的患者多行走不便；腹痛的患者喜以手按腹，等等。

综合闻气味、听声音、察舌苔，基本上可以确定患者的大致情况。当然这望、闻的功夫需在临床上慢慢地积累，看病多了，对很多常见的病态就能了如指掌了，结合中医舌诊、脉诊，便可基本弄清患者的寒热虚实了。

陈老先生是毫无保留地把切脉知病的手法破解了，由此我改变了初衷，不再只在脉学上下功夫，更注重于四诊的合参了。

在古籍中有大量关于局部望诊的记载，在学习中要注意加以对照运用，有些描述对临床很有指导意义。不知大家记得否？在《灵枢·厥病》中有这么一段话，"真心痛，手足青至节，心痛甚，旦发夕死，夕发旦死。"这"手足青至节"五字对心肌梗死诊断很有价值。

有这样一件事，到现在我还记忆犹新。一次我的导师在门诊，有一70余岁的老人由两位子女送来看病。患者只是感到近两天疲倦得很，并无其他不适，导师切脉后开了心电图申请单要患者去做，患者的子女不同意，为什么？下岗了，口袋里没多少钱啊，做了心电图，可能中药就抓不了，只是要求我的导师开几剂中药就回去。我的导师思索良久，站起来把患者

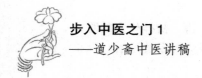

送到心电图室，跟那儿的医生说了声，"熟人，免个单吧。"

患者等待做心电图，导师回到诊室，对学生们说，这患者可能是个心梗患者。说完就接着看下面的患者了。很快这患者回到诊室，一看心电图，真就是个大面积前间壁心肌梗死，急诊收入心内科，抢救无效，当晚死了。

当时学生们感到很困惑，也很惊讶，以为这老师的脉诊神了，能通过切脉诊出心梗这样的大病来，问他是怎么通过切脉断定的？他就说了这句话，"真心痛，手足青至节"，患者还脉结代。并告诉学生们，心梗在临床上并非个个都有心痛，你们注意到没有，这位患者五指发青，说明血液循环不好，老祖宗积累下来的经验不可小觑。

倘若没有这手部的望诊，我的导师说，这患者可能会漏诊，开剂益气药就让患者回去了，后果就可怕了，医疗官司也就打定了。

闻诊也是诊治疾病必须掌握的。我刚上临床的时候，有一次和陈老先生一起去出诊，还未进患者家门，老先生就说待诊的患者可能是个中风，一看果然是。我就问老先生为什么？老先生说患者家属求诊时说老人病了，很多中风的患者发病后都是鼾声如雷，而且有鼾声的预后都不好。《内经》里有这么句话，"心主噫"，不知大家记得否？可就是这句话在临床上极为重要，大凡是心肌梗死的患者要是出现了呃逆不止，多半预后不好。这话大家记好，在临床上去印证。

闻不仅包括听，而且包括嗅，在《中医诊断学》中有详论。

二、把握病因，正确地运用中医理论分析病情，是切脉知病的第二秘诀

要做到切脉知病，不仅要有好的望、闻、问、切的基本功，同时要善于运用中医理论去推测患者的症状，这就要求我们对中医理论有较深入透彻的理解。

有一年大概3月份，我回老家看望慈母，看了这么个患者。这个患者是我小学同学的父亲，当时60余岁，我们住在同一个村里。到家的当晚，我的同学便搀着用一根木棍探路的老父亲来到我家，同学眼含着泪对我说，她的父亲20天前突然看不见了，让我给想想办法。

这可是给我出了个难题，我不是学眼科的，对于眼科疾病可以说是一窍不通。于是就说我是内科医生，眼科我不懂啊，你怎么不带他去县医院看看眼科呢？

我那同学就哭了，说看了半个多月，花了很多钱，用了很多西药，一点效果都没有，你给开点中药试试吧，你在大医院见的患者多，见识广，总能想点办法吧？！要不以后怎么照顾他啊，不能老关在家里不出门吧？是啊，大山里到处是沟壑，出门不安全。

患者抱着希望来找我，怎么也不能让患者一点希望都看不到吧，于是我就问得病时候的情况。他父亲说，起初发了3天高热，接下来两眼就看不见了。就伸出手来，其他什么也不说了。农村的人看中医都这样，不会说很多，就让你切脉，切完了让你说出他的症状，考你本事啊！

说实话，我对脉学的研究达不到切脉就知病的境界。尽管中医书里说得好，"望而知之谓之神，闻而知之谓之圣，问而知之谓之工，切而知之谓之巧。"但在老百姓的心目中可不是这样，只有通过切脉看出病因的中医才是好中医！

这下我可要考考大家怎么看这患者了，可能有人会说，患者什么也不说，那就没办法进行辨证了。呵呵，想一想，看看我是怎么诊治的。

其实这位患者已经给我们提供了一个很重要的信息，发热后两目失明，肝开窍于目，其病因为热，所以其失明的原因可能有两种情况，一是肝火上冲，二是热病伤肝阴，两目失养。这可都是《中医基础理论》里有的，怎么辨别呢？

我让患者伸出舌头来，让我看看，舌红苔黄。细细体会其脉象，六脉

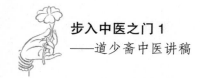

弦而不柔。我的第一个推论出来了，当属实证，肝火上冲。

于是我就开口问他了，我说你口苦吗？答曰口苦，便秘吗？答曰便秘，口干吗？答曰口干。喜欢喝冷水吗？答曰喜欢。

她的女儿在一边就说："你拿（切）脉都能看出我父亲的病来，你一定有办法！"

是我切脉弄清的症状吗？说实话，不是，我的切脉水平没那么高，我就是整合了患者的起病病因，结合舌苔，按照中医理论推断，再以脉象印证，断定他是肝火上冲于目，把《中医诊断学》里的肝经实火症状一个一个地问到。在不懂脉理的人的眼里我就是非常了不起的中医了！

用什么方子治疗？我想大家都应该想到了，龙胆泻肝汤，清泻肝经实火，加谷精草、密蒙花、木贼草清热明目，另加大黄通便泻火，去木通、泽泻，以防利水伤阴。让其女儿随时把病情变化电话告诉我。患者服方 5 剂，就有光感，便畅，去大黄，10 剂弃木杖，20 剂两眼恢复正常。

有趣的是 2 年后我再回老家探母，她女儿告诉我，第二年春，其父视力再度下降，以原方再服 10 剂症除。

这位患者其后目疾未再发，依旧健在，回老家的时候我常去看他。出门在外，回乡的时候总要看看村里的老人。

临床上尚有"有讳疾不言，有隐情难告，甚而故隐病状，试医以脉"。《不失人情论》说："不知自古神圣，未有舍望、闻、问，而独凭一脉者。且如气口脉盛，则知伤食，至于何日受伤，所伤何物，岂能以脉知哉？"所以说四诊合参是正确辨证施治的前提。

三、如何正确地学习和看待脉诊

说了这么多，有人会问应该如何看待中医的脉诊呢？

脉诊作为中医诊治疾病的主要手段之一，经过千百年的临床验证，证

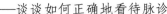

明是非常科学的。学习中医的人必须认真学好脉诊相关知识，并在临床上用心体验。民间传说的诊脉可以断生死也绝非虚言，脉学中的"真脏脉""败脉"，实际上你用心电图检查，绝大多数是严重的心律失常，这些患者多有器质性心脏病，预后是很差的，猝死也是很常见的。又如"脉微欲绝"常常见于阳气亡脱的患者，这些患者在临床上多见于休克或多脏器衰竭血压下降的患者。又如《金匮要略》说："男子平人，脉大为劳，极虚亦为劳。"为什么说脉大为劳，极虚也为劳？想一想临床上有些贫血性心脏病，心脏射血呈高输出量，脉常很大，但有一点，大而无力。

"学而不思则罔，思而不学则殆。"脉诊在中医书籍中的地位很高，很多时候古人写书，常不明言病机，却重点言脉，比如说《伤寒论》少阴病的提纲是怎么写的啊？"少阴之为病，脉微细，但欲寐。"这"脉微细"不仅说明了少阴病常见的脉象，还隐藏着少阴病的病机要点，就是心肾气血阴阳亏虚。如果你没读出这点来，就很难掌握少阴病要领，明白了，少阴病你也就掌握一大半了。

另外，学习脉象的时候，有些特殊的脉象要明白，不可钻进死胡同，像反关脉其实就是血管的走向畸形，切不可在脉理上强求新解。有时候可以见到单侧脉消失，如是外伤损伤血管，则大可不必深究；若不是，常见于各种原因导致的血管闭塞，血热壅闭、阳气衰微时均可见到，不可就言血瘀，总宜四诊合参，辨证施治。

"脉理精微，其体难辨。在心易了，指下难明。"学好脉诊常需多年的临床实践。脉学专著《脉经》记录的脉象有 24 种，后世的《诊宗三昧》记录的脉象有 32 种，而《濒湖脉诀》提出的脉象有 27 种，加上后人加的"疾脉"有 28 种之多，怎么样才能做到提纲挈领，尽快把握脉学的要点呢？

我多年的临床体会是，首先要掌握好脉理、脉体、脉的主病，要做到烂熟于胸，然后方可用心实践。

其次是切脉要牢牢把握好浮沉、迟数、虚实六大脉，同时要注意节律。

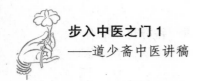

其中浮沉判断病位（表里），迟数主寒热，虚实主人体的正气亏赢，但又不可胶柱鼓瑟，不可把脉的主病看成绝对的，总当以四诊合参，或舍证以从脉，或舍脉以从证。

举个例子说，迟数主寒热，但也不是一概而论。我们都知道风热感冒的脉为浮数脉，而风寒感冒的脉为浮紧脉。数脉主热，迟脉主寒，为什么风寒感冒的脉不为浮迟脉呢？其实古人早就观察到风寒感冒也可以出现数脉，但不言迟脉，而言紧脉，是强调"寒主收引"的病机。风热感冒的患者会发热，风寒感冒的患者也会发热，体温每升高 1℃，一般人的心率就会增加 10 次左右，所以数脉两种感冒都可见。这早在《伤寒论》里就有明证，第 57 条条文说："伤寒发汗，已解，半日许复烦，脉浮数者，可更发汗，宜桂枝汤。"说的是感受表寒，祛邪未尽，可以复发其汗，按照浮数脉为表热证的说法，桂枝汤是绝对不可以用的。中医辨证风寒、风热两种感冒是以患者的自觉症状为主要参考依据的，风寒者恶寒重、发热轻，风热者发热重、恶寒轻，结合舌、脉等作出判断。

其他如虚劳病中血虚者也常常出现数脉，但数而无力，当从虚脉论。所以《景岳全书·脉神章》中说："数为热，而真热者未必数，凡虚损之证，阴阳俱困，气血张皇，虚甚者数必甚，是数不可以概言热；迟虽为寒，凡伤寒初退，余热未清，脉多迟滑，是迟不可以概言寒。"

再说浮沉脉，浮脉主表，沉脉主里，《景岳全书·脉神章》中说："浮虽属表，而凡阴虚血少，中气亏损者，必浮而无力，是浮不可概言表；沉虽属里，而凡外邪初感之深者，寒束皮毛，脉不能达，其必沉紧，是沉不可以概言里。"临床上水肿患者虽复感外邪，由于其肢体水肿，其脉多沉，很难见到浮脉，不可因脉不浮，就说无表证。

"夫脉者，血之府也，长则气治，短则气病。"凡病，无论如何，若脉长而有力者，多为正气不亏；若脉短而无力者，多为抗邪无力。"虚实"二字最为诊脉之关键。《灵枢·逆顺肥瘦》说："脉之盛衰者，所以候血气之虚实，有余不足。"

三是要注意四时气候和阴阳变迁对脉象变化的影响，春脉微弦，夏脉微洪（钩），秋脉微浮（毛），冬脉微沉（石），此又当谨记。

四是要注意胖瘦、年龄、性别等因素的影响。教科书中有详论，不再赘言。

概而言之，脉诊在中医学中有着十分重要的地位，但**不可以脉诊代替四诊，四诊合参是做到正确辨证施治的前提。片面追求脉诊而忽略四诊合参，必将导致辨证的偏误。**

第8讲　浅说证的内涵

——从补中益气汤临床运用谈谈证的概念

《中医基础理论》中对"证"的解释是：证是反映疾病过程中某一阶段的本质和整体联系的中医诊断概念，它是综合了病因、病位、病性、病势、病情、病机等要素抽象出的名词。好像各个版本的教材解释都差不多。

到底该怎么认识中医的"证"呢？在本质上，中医学与西医学有很大的不同，西医从动物实验的角度、局部的角度、精确的角度，机械的、物理的、化学的角度去认识疾病，因而导致其在治疗上的形而上学论，有细菌就抗菌，长了肿瘤就切除，有癌细胞就化疗，不同的个体在治疗上都采用同一个模式，效果不好，那你只好认命了。

而中医学不一样，中医学是在借用古代中国哲学的基础上与临床实践相结合产生的一种医学理论与模式，它是一门积极主动地追求健康内稳态的生态医学。在治疗上主张"谨察阴阳所在而调之，以平为期"，强调"阴平阳秘，精神乃治"，是一种强调对人体内在潜力加以挖掘和加以提高的理论。在强调"邪去则正安"的同时，更注重"正气存内，邪不可干"，主张"治未病"为先。

证在中医学中占有极为重要的地位。**中医对于病理的认识，最重要的就是人体内稳态的失衡，诸如阴阳偏颇、寒热欠均、升降不调、开合失司或表里不和等。证很大一方面便指的是这种内稳态失衡的信息。**

不仅如此，证还包括用药后的信息，如服桂枝汤后"遍身漐漐微似有汗"为向愈倾向的信息，若汗出"如水流漓"则为过汗，"病必不除"。《伤寒论》中还有大量因药物致疾病出现变化，出现新证的信息，提出"知犯何逆，随证治之"的思想。

证在另外一方面指的是疾病转归的信息，如《外感温热篇》指出温病战汗出现"倦怠嗜卧，脉静身凉"的症状时，为正气即将来复，治疗上只要求勿扰患者，让其"安舒静卧，以养阳气来复"就行了。

总之，**证是中医养生治病和认识疾病的出发点，是中医天人之际关于健病之变的信息，是中医保持和恢复内稳态的依据（信息）。**

中医治病强调的就是恢复内稳态的平衡。

证还有：藏象反应的信息的证，疗效反应的信息的证，病形反应的信息的证，养生因素的信息的证，致病因素的信息的证，治疗因素的信息的证，正气存内的信息的证，虚实之变的信息的证……

其详论可参阅《碥石集》第一集陆广莘教授之说。

下面从临床应用补中益气汤的几个具体实例来简单地说说证的内涵。

一、尿糖已消，过用补中益气汤，而致口唇发肿

两年前门诊收进一个 2 型糖尿病的患者，一直服用西药治疗，血糖控制得很好，就是尿糖老是"++"，在门诊服用了近一年的中药，视其前面用方，基本上都是从阴虚燥热立论，用药大多苦寒。有意思的是患者服用大量苦寒药后，舌苔依旧是黄腻。诊两脉细而无力，再问平素易倦，喜卧，纳食差。遂予补中益气汤加减，7 剂药毕，尿糖即转阴性，舌苔已转白。某医接手，认为效不更方，继予 7 剂。再诊，患者口唇肿大，遂改予四君子汤加怀山药、芡实等，服方 5 剂，唇肿消除。服方巩固，尿糖一直阴性，血糖也稳定。

我们来看一诊给出的证的信息：尿糖（++），舌苔黄腻，两脉细而无力，再问平素易倦，喜卧，纳食差。

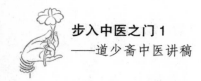
前医一直予服苦寒药，诊断用药的依据就是舌苔黄腻。果真是热证，服用苦寒药当有效。而"两脉细而无力"，再问"平素易倦，喜卧，纳食差"，均为中气亏虚之征。经云："中气不足，溲便为之变。"中气下陷，故小便尿糖持续阳性。清气下陷，则浊阴上逆，故舌苔黄腻，黄为脾土之色，虚则土色外现，非为热证之象也。一诊证的信息是中气下陷，故用补中益气汤升阳举陷。

二诊尿糖即转阴性，舌苔已转白，医不知气机升降已复，只是脾胃虚弱未复，而忘消渴阴虚燥热之病理，再升则过度，虚火随芪、升、柴而上冲，故唇肿。

三诊仍守脾胃虚弱病机，健脾胃而不升气，于四君子汤中加怀山药、芡实益脾阴，则虚火自消，此复阴阳失衡之稳态也。

每一诊都有一证，而每一证都是一个内稳态失衡信息，用药法则就是恢复内稳态，案中明升降之理最为重要，下陷之气不可升之过度也，以平为度。

二、气虚发热，用补中益气汤不除，不明虚中有实

再说一病例，男性，40 余岁，8 月就诊。1 个月前外感病未能及时治疗，一直发热不退（体温 37.8～39℃），西药抗感染治疗无效，亦未能查明原因。转中医诊治，时形体消瘦，发热，畏寒喜盖被，咳嗽，咳痰清稀，清涕整日不断，倦怠嗜卧，四肢困倦，动则气喘难续，纳差，小便短少不黄，大便少，口不渴，舌淡苔薄白，脉虚大而数。

一诊辨证为中气虚发热，予补中益气汤加减，服方 5 剂无效。

有患者朋友与我熟悉，遂请我为之处方。二诊我也认为系中气虚发热，兼有痰浊伏肺，改用六君子汤加桑白皮、麦冬等，3 剂而热除。

现在我们来看看，一诊患者的证提示的信息是一个中气亏虚的发热，

但为什么补中益气汤无效？这里就要明白补中益气汤是一个用于纯虚证的甘温除热的方剂，该方升清之力有余，而降浊的力量不足。因此，对于上实中虚、痰饮内阻的高热、咳嗽患者并不适宜。也就是说，用补中益气汤未能很好地把握该方的升降作用，因此不能达到升清降浊的功效。这里的浊指的是痰浊在肺。

对于气虚发热，邓铁涛老先生说过，"对于虚实夹杂之证，除了可采用补中益气汤作为基本方之外，还应根据中气虚弱之轻重，累及脏腑之多寡，兼夹证之有无，等等，辨证加减，灵活运用……甘温除大热，其用方不可拘泥于补中益气汤。"故改用六君子汤加减，方中四君子甘温补其中，陈皮、半夏降浊而化痰，用麦冬、桑白皮甘寒泻其火。正合补中益气汤"唯当以辛甘温之剂，补其中而升其阳，甘寒以泻其火则愈矣"之旨，而又无补中益气汤降浊不力的弊端。

二诊之所以有效，就是很好地把握了证的虚中夹实的信息，守古法而灵活变通了其方。

三、肾病综合征，先祛实邪，巧用补中益气汤收功

此患者是湖南省高级人民法院的一个法官，女性，44 岁。患者 2001 年 6 月 10 日就诊，10 余日前感到倦怠乏力，1 周后出现下肢轻度水肿，在湖南某省级医院诊断为肾病综合征，拟以强的松（泼尼松）治疗。又到中南大学几所附院就诊，都要给予激素治疗。因害怕使用激素疗法改变体形，女人爱美呀，现在的女性就是这样，宁可病不好，也不能身材不好。于是就到我们这儿求中医治疗了。

这患者是我接手的，当时症见下肢水肿，倦怠乏力，纳差脘痞，舌质红，苔黄腻，脉细弱。查：血压 120/70mmHg。小便常规：蛋白（++++），24 小时尿蛋白定量 7.8g。血浆白蛋白 29.4g/L，甘油三酯 2.45mmol/L，总

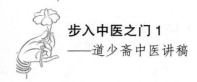
胆固醇7.12mmol/L，低密度脂蛋白4.32mmol/L，高密度脂蛋白1.69mmol/L。肾功能正常。辨证为湿热困脾，方用三仁汤加减。

藿香10g，佩兰10g，白豆蔻4g，杏仁10g，薏苡仁30g，厚朴10g，法半夏10g，甘草10g。

服方5剂，黄腻苔退，呈薄白苔，纳增，脘痞消除，仍感倦怠乏力，腰酸，下肢水肿不减。查尿常规：蛋白（++++）。患者虽然症状有所改善，但看到蛋白尿加号未减，当时就哭起来，我就说，你别急，治病要一层层来，再给你开个方，尿蛋白肯定会下降。为什么？因为对这种病我有个人的心得。

辨证为脾肾两亏、水湿内停，方用经验方加减。

生黄芪30g，党参10g，升麻3g，柴胡5g，芡实15g，山药15g，仙茅10g，淫羊藿10g，丹参20g，菟丝子15g，山楂30g，甘草6g。

服药15剂，查小便常规：蛋白（±），24小时尿蛋白定量0.3g。血浆白蛋白32g/L，甘油三酯2.43mmol/L，总胆固醇6.16mmol/L，低密度脂蛋白3.82mmol/L，高密度脂蛋白1.23mmol/L。

后以此方加减治疗2月余，诸症悉除，查24小时尿蛋白定量0.04g，血浆白蛋白35.6g/L，甘油三酯2.17mmol/L，总胆固醇4.89mmol/L，低密度脂蛋白2.64mmol/L，高密度脂蛋白1.26mmol/L。

后守方巩固3个月，到现在都没复发过，还和我交了个朋友。

我们现在来看这位患者的证，一诊给出的信息（证）就是一个湿热困脾，所以化湿清热肯定要放在第一步，为什么？邪不去则正不安。

二诊提供的信息就是湿邪已化，脾肾亏虚证候显露的信息，呈薄白苔，纳增，脘痞消除，仍感倦怠乏力，腰酸，下肢水肿不减。查尿常规：蛋白（++++）。这个时候，就要根据这个信息，进一步调整内稳态了。经云："中气不足，溲便为之变。"尿蛋白亦精微所化，中气下陷，不能固摄，故出现大量蛋白尿。补中益气汤加芡实、菟丝子收敛固涩，更用仙茅、淫羊藿补肾。药证相符，效如桴鼓。

倘若一诊就用补中益气汤肯定是不行的，为什么？药证不符，一诊以实邪为主，如即补之，则犯"虚虚实实"之诫了，所以治疗上采用了先祛其实、后补其虚的手法。

证，简单地说就是某个阶段内稳态失衡的信息，抓住了这个信息，你就能左右逢源了。

四、神经性膀胱，尿不自排，妙用补中益气汤建功

这位患者首先是找我导师的，病外伤后出现不能自主排尿，常常要等到膀胱很胀才自行溢出一点尿来。先在某医学院附院诊治，确诊为外伤后松弛性的神经性膀胱。在那儿治了 2 个月，症状无明显改善。于是专家告诉患者家属，只能造瘘了。14 岁的小男孩，别说长大还要讨媳妇，要终生带着一个尿袋过日子，对小孩的负面影响太大了。

有朋友告诉患者的家属，别急着造瘘，先找中医看看，说不定还会有希望。于是就找到了我的导师，我的导师就找到我，说患者交给你管，你愿意不？呵呵，这样的患者医生一般都不愿意接，为什么？西医都定论了，管也是瞎子点灯白费蜡，说不定没效果，还有别的麻烦。

仔细地问了患者的一般情况，我就告诉家属说，转过来吧，我们努力一下，希望能发生奇迹！家属很高兴。后来患儿出院时，家属说，你愿意接就知道你有把握。天呢，要是真没效果，说不定就要费一番口舌了！

当时患儿症见面色白，精神不振，小便不能自排（一直保留导尿），每次排尿都要手压小腹，感小腹胀满不适，气短懒言，纳差，腰酸畏寒，舌质淡，苔薄白，脉细弱无力。

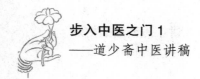
这症状大家一看就知道提供了一个中气亏虚、下元不足的信息，以中气虚为主，遂予补中益气汤，加巴戟天、淫羊藿、桂枝温肾化气通小便。另予温针疗法，选穴关元、气海、肾俞、三阴交、阳陵泉、足三里等。

也该那患儿命好，真就出现了奇迹。服方5剂，就可自行排出少量小便，但B超显示膀胱里还有很多残留尿。

效不更方，服方20剂，患儿起居正常，体重增加了，每次排尿很顺畅，而且不费力，B超显示排尿后残留尿液小于30mL。

后予以出院，门诊诊治，2个月后复查排尿后残存尿小于20mL。家属千恩万谢，说真不应该找西医，白花了两万多。当然了，家属不知道医生的痛苦，中医也好，西医也好，都会尽力为他诊治。

我们再来看看，这患儿是外伤引起的，但整个治疗过程中并未使用什么化瘀的药物，为什么？四诊得来的症状就是一个中气亏虚为主的信息，为什么中医要强调"审证求因"？**很多人把审证求因中的"因"当作病因了，这种理解对于临床辨证用药是十分不利的**，他会误导你合理选方！

如果作为病因理解，这患儿可能要选少腹逐瘀汤才行！这里的"因"**实际上说的是病机，是患者内稳态失衡的信息**。这个患者给我们提供的信息就是中气不足，兼有肾阳亏虚，你把这二者恢复了，内稳态也就复原了，阴平阳秘了，当然脏腑也就能正常地各司其职了。

无独有偶，我在农村曾看过一个患者，搬货物上车，被车上掉下来的装稻子的麻袋砸伤了头部，其后一直全身出汗，口渴不止。我不是搞内分泌的，想必是损伤引起中枢什么内分泌系统功能失调所致。当时诊其脉洪大，予白虎汤3剂，诸症自除。要是审证求"因"（病因），可能通窍活血汤才是正治，那效果如何将不得而知。所以我们**对证的正确认识是，一定要把证看作是人体生理功能的某个阶段功能状态的信息，这个信息就是我们处方用药或保健等的重要根据**。

类似的病例在临床上是极其常见的。请诸位喜爱中医的朋友牢记着中医"证"的重要性，那是你诊断用药的基础，这证就是人体在某个阶段反映出来的健康或疾病的信息。你要治好病，关键是必须把握好这证的信息。

　　以上 4 个病案，说的是异病同治运用补中益气汤的一点体会，结合病案说了一点个人对"证"的看法，纯属个人观点，欢迎大家争鸣。

第 9 讲　从病例谈随证施治

——从实例谈临床如何抓主症

从开始学中医，老师们在课堂上就和我们说要"随证施治"，但在临床上并不易做到。首先是因为受现在中医的成长环境影响，从上临床开始，我们就生活在处处都是西医西药的中医院中，于是乎，随证施治就被抛到脑后去了，因为这种环境下，处处都是西医的"病"在左右着中医，开起中药来处处都从西医的"病"出发，连起码的中医辨证都难以把握，要做到随证施治，谈何容易！

在谈随证施治以前，我们有必要复习一下什么是证，什么是证呢？我们在教材中学习的证的概念并不完全正确！在大学里我们接受的证的概念是，"证候是疾病的外候""疾病的临床表现总和"，或者说"病是概括疾病全过程的本质，证是反映疾病某一阶段的本质"。更高明一点的说法是，"证候包括了疾病某一阶段的病因、病理、病位"，等等。

中医的证真的是这么回事吗？我可以告诉大家，从 20 世纪 50 年代证的概念开始发生了变化，50～70 年代编写中医教材时，中医的教授们内心希望能够为中西医找到一个结合点，找到一个纽带，把中西医联系起来，以冀将来有利于中西医结合，而产生了这样一个概念。其结果适得其反，无形中把中医的"证"自我从属于西医的"病"，学生们接受这种教育，无意中便形成了"中医的辨证施治只能以西医的病为前提"的先入为主的思想。

有人会问，你说了半天，那到底什么才是中医的证呢？证是中医认识疾病和治疗疾病的出发点。在第8讲中我说过，证在中医学中占有极为重要的地位。中医对于病理的认识，最重要的就是人体自稳态的失衡，诸如阴阳偏颇、寒热不均、升降失调、开合失司或表里不和等。

高明的中医善于把握疾病不同阶段的证候，也就是说，善于把握患者内稳态失衡的信息，做到**随证施治，即根据不同阶段患者内稳态失衡的状态，随时调整治疗角度，调整用药，从而获得临床最佳效果！**

下面大家就和我一起来看一个病例的治疗经过，希望大家通过对该病例治疗过程中随证施治的了解，对随证施治这一概念有个初步的印象。为了使大家易于理解，由于每个阶段病情不同，下面分阶段进行讲述。

一、久泻不止顽疾，证属脾虚湿阻，健脾固涩收效

这是一个女性患者，43岁，2006年12月21日来我科住院。此前在某医学院附院诊治了一个多月，也就是说在11月20日左右发病，起初症状是腹痛，腹泻，黏液脓血便，行纤维肠镜检查，确诊为结肠炎。予柳氮磺吡啶等治疗，同时使用了很多抗生素，没取得明显疗效。患者入院前一周病情明显加重，每日腹泻血水样大便10余次，胃脘疼痛，不思饮食。既往有血管神经性头痛病史。

其表姐系我院医生，说西医不行，你还是到我们中医院来中西医结合治疗吧。这患者就是这样来我们科住院的。

住进来的时候，腹痛，胃痛，泻血水样大便，每日10余次，但无腥臭味，形体极度消瘦，按她自己所说，病了1个多月，瘦了20余斤。不思饮食，每日只进少量米粥，精神极差，声低气短。舌质淡，苔薄白，脉沉细。查：腹软，胃脘压痛（+），左下腹压痛（+）。

12月21日入院，管床医生在柳氮磺吡啶基础上给予加替沙星抗菌，同时给予"补液""补能"。该患者真命苦，加替沙星胃肠道反应特别重，

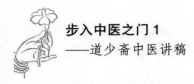
很快出现恶心呕吐。

12 月 22 日遂改用庆大霉素、头孢吡胺静脉滴注。肠镜检查示：溃疡性结肠炎。

12 月 22 日，我省中医师带徒在我科考试，来自全省的中医名家汇集我科，在挑选病例时我有意识地安排了该患者作为一对师徒的诊治对象，目的是什么？我想看看名家们是怎么辨证用方的！想从中"偷"学点名家的经验，呵呵。

当时，有一位我非常尊重的中西医结合名家作为监考官也到了我们科，她对消化系统疾病的中西医治疗非常有经验，于是我就请她也看看这位患者。她建议在原治疗的基础上加用中药灌肠及内服治疗。开方如下：

内服方：党参 15g，怀山药 15g，当归 10g，黄精 20g，槐花 15g，地榆 20g，葛根 20g，地锦草 30g，白及 15g，三七粉 6g，甘草 10g。7 剂。

灌肠方：红藤 20g，地锦草 50g，槐花 15g，三七 6g，白及 15g，地榆 20g，青黛 6g。7 剂。浓煎取汁 150mL，每晚保留灌肠 1 小时。

大家从这方子的组成，可以看出这教授认为患者系气阴两虚、湿热内蕴证，所以方用党参、怀山药、黄精益气养阴；槐花、地榆、地锦草、葛根清热祛湿；白及生肌，当归和血，三七粉化瘀，此三味共同使用以促进结肠局部溃疡愈合。西医出身的中西医结合医生用中药总有使用中药现代研究成果的痕迹在内。

说实话，对这位教授的用方我有不同的看法，分歧主要在证的断定上，后面我会慢慢分析。我把处方交给管床医生，管床医生当着教授的面就问我："主任，是不是就用这方？"呵呵，回答当然是肯定了，"不失人情"嘛！况且大名家开的方就算真的疗效不好，患者也只能怪自己的病太重了。

12 月 24 日，我再查看患者，病情无明显变化，我告诉管床医生，注意补液和电解质平衡，同时加强营养支持治疗，每天静脉滴注复方氨基酸，抗生素全部停用。为什么要停？患者多种抗生素用了一个多月，根本没效，再用也无益，否则二重感染、菌群失调跟着就会来。

有实习的同学问："老师，这行吗？"我说："为什么不行，我们用中药啊。"

12月29日，那位教授开的药方用完，管床医生再请我看患者，病情无明显好转，依旧左下腹痛，胃痛，腹泻水样大便，每日10余次，无腥臭味，形体极度消瘦，声低懒言，不思饮食，每日只进少量米粥，精神极差。舌质淡，苔薄白，脉沉细。胃镜检查：疣状胃炎，慢性糜烂性胃炎。

精神极差，声低懒言，不思饮食，腹泻水样大便，每日10余次，无腥臭味，为典型的脾胃气虚，湿邪内阻，一派虚象。或问有湿热内阻吗？我的看法是无，若为湿热内蕴腹泻，必大便秽臭，肛门灼热。

脾虚湿阻，常用的方子就是参苓白术散了。遂开方如下：

党参15g，炙黄芪30g，白术20g，茯苓15g，白扁豆10g，陈皮10g，炒谷麦芽各10g，煅瓦楞子15g，生地黄10g，赤石脂（包，先煎）15g，炙甘草10g。3剂。

方用党参、炙黄芪、炒谷麦芽益气健脾，佐以白术、茯苓、白扁豆健脾祛湿，陈皮理气止痛，煅瓦楞子敛酸止痛，赤石脂收敛固涩止泻，久泻必伤阴，佐入生地黄养阴，炙甘草调合诸药。对于久泻纯虚的患者来说，赤石脂是一味非常有效的药物，此系个人经验。方中黄芪和茯苓配伍是用于脾虚湿阻泄泻的最常用药对，希望大家能掌握运用。

同时予以洛赛克（奥美拉唑）20mg，每日1次；吉胃乐（磷酸铝凝胶）20g，每日2次。有人可能会问我为什么要用这两种药？患者胃镜检查示疣状胃炎、慢性糜烂性胃炎，对于抑制胃酸来说，中药没有质子泵阻断药效优，中西医各有所长，择其善者而用之。

告诉患者家属，中药以传统方法自熬。说实话，我的感觉是现在的煎

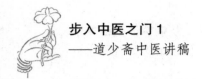

药机熬出来的中药效果差了很多。

服方 3 剂后，患者腹泻明显减少，每日 2 次，仍为稀便，但非水样。思食，纳食明显增加，患者的精神就上来了。患者有了信心，这对临床医生来说很重要，患者若没信心，你的方子再好，有时也难有好疗效。

效不更方，原方再进 3 剂。

二、头痛痼疾再发，证属中气亏虚，益气升阳建功

2007 年 1 月 6 日，患者诉昨夜血管神经性头痛再发，感头部疼痛，时发时止，夜寐不安，寐则头部汗出，倦怠乏力，气短少言，纳差，大便每日 1 次，便溏，不成形，胃脘疼痛基本消除。舌质淡红，苔薄白，脉沉细。

查：腹软，胃脘无明显压痛，左下腹压痛消失。

很显然，现在这患者以头痛为主症了，泄泻已经基本控制。"急则治其标"，当从头痛入手辨证施治。这组症状给我们提供的信息，这是一个中气亏虚证头痛，久泻脾虚，清阳不能上升，清窍失养，所以头痛痼疾再发，当从头痛论治。清阳不能上升，头部卫表不固，故头汗出。方用补中益气汤加减，用方如下：

生黄芪 30g，党参 15g，白术 10g，当归 15g，陈皮 6g，升麻 3g，柴胡 5g，炙甘草 15g，丹参 20g，蔓荆子 10g，葛根 30g，百合 20g，浮小麦 10g，桑叶 6g。3 剂。

方用补中益气汤益气升阳，加丹参和血止痛，蔓荆子为止头痛要药，加葛根升清止泻，百合、浮小麦、桑叶相伍益阴敛汗。

1 月 7 日，服方 1 剂，头痛止，但大便次数增加到 3 次，便溏，腹不痛，头汗仍未止。遂在前方中加入赤石脂 15g 固涩止泻。另用五倍子打粉，醋调外敷神厥穴，敛汗止泻。

1月8日，头痛未再发，大便每日1次，偏溏，头汗无明显好转。为什么服方后又出现腹泻加重呢？脾虚久泻滑肠，当归、百合为阴柔之品，与脾虚不宜，故腹泻加重，再加入赤石脂加强了固涩止泻之力，故病又向愈。

三、头胸膺汗不止，证属大气下陷，升阳举陷汗敛

1月9日查房，患者情绪很紧张，诉寐则胸膺以上汗出不止，醒来头发湿如水浸，气短，动则感提不上气，倦怠乏力，少气懒言，畏风。舌质淡红，苔薄白，脉细弱。

从腹泻到目前汗出不止，主症是接连发生变化，但均与中焦脾胃虚弱有关，为什么又出现胸膺以上部位寐则汗出不止呢？是因为营卫出中焦，脾胃亏虚，卫气化生无源，久泻导致中气有下陷之势，所以上焦卫气更虚，以致胸膺以上部位寐则汗出不止。或云"盗汗属阴虚"，此不可胶柱固瑟。张介宾说过，"自汗、盗汗亦各有阴阳之证，不得谓自汗必属阳虚，盗汗必属阴虚也。"当合四诊而辨治。

生黄芪30g，党参15g，白术10g，当归10g，陈皮6g，升麻3g，柴胡5g，炙甘草15g，桂枝10g，防风6g，生白芍10g，淮小麦30g，大枣10g，生姜3片。3剂。

这方子其实是补中益气汤合桂枝汤、玉屏风散的复方了。方中补中益气汤益气升阳，桂枝汤调合营卫。患者有汗出、畏风之症，当有营卫不和证候，合玉屏风散意在益气固表以止汗。

炙甘草、淮小麦、大枣组成了甘麦大枣汤，为什么我会在方中用甘麦大枣汤呢？请大家思考。

1月12日再诊，患者精神很紧张，诉说非常害怕入睡，眼将闭似闭之时总感到心气欲脱，唯恐睡去不再醒来，入睡总要小女儿坐在床边，抓着

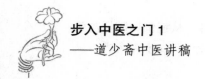

她的手方敢入睡。其女告诉我，其母入睡则头汗出如豆粒大，很快就湿透头发，上衣尽湿，醒来则有欲脱之感。心悸，气短不足以息，动则尤甚，少气懒言，疲倦至极。大便已成形，每日1次。舌质淡红，苔薄白，脉沉细无力。

当时我的辨证是大气下陷，为什么这样辨证？在后面"中医重气化，西医重形质"一文中，我会详谈大气下陷的辨证要点。先提几个问题请大家思考，然后接着向下看。

1. 大气下陷的辨证要点是什么？

2. 这位患者为什么会出现大气下陷呢？

3. 又为什么出现了心神不宁的症状呢？

根据四诊合参，当时疏方如下：

白参10g，生黄芪30g，升麻3g，柴胡5g，桔梗10g，知母6g，山茱萸30g，怀山药15g，煅龙骨30g，煅牡蛎30g，浮小麦30g，麻黄根10g，酸枣仁15g，炙甘草15g，大枣10枚。5剂。

现在，我们一起来分析一下，先用补中益气汤合桂枝汤、玉屏风散以止汗，为什么没取得好疗效？问题可能出在没有加用敛汗药以标本同治上，尽管辨证不错，依旧难以取得满意疗效。汗为心之液，久汗不止，必耗心气，心神失养，也就出现了精神紧张、心悸不宁的症状了。气随汗泄，肺气不足，故出现了气短不足以息症状。同时，气耗则卫表更加不固，所以汗出加重，少气懒言，疲倦至极。舌质淡红，苔薄白，脉沉细无力，均为气虚之征象。四诊合参，以心肺气虚为突出表现。

宗气司呼吸以行心脉，心肺气亏，当责之于大气（亦即宗气），所以选用了升陷汤加减。加煅龙骨、煅牡蛎、浮小麦、麻黄根固涩止汗，同时龙骨、牡蛎亦有重镇安神的功效，伍以酸枣仁养心安神，标本同治。佐入甘草、大枣，内含甘麦大枣汤方意，对于精神紧张属心气亏虚者，用该方甘润缓急，常能获得满意疗效，此为个人临床心得。

患者服药第二天汗就止了，精神慢慢好转，气短乏力逐渐减轻，心悸消失，服完 5 剂，复诊时已判若两人，唯服药 5 日内未大便一次，腹无所苦，舌质淡红，苔薄白，脉细弱。

我先不说接下来使用的处方，提几个问题请大家思考：

1. 为什么患者会出现便秘？

2. 便秘使用什么方法治疗为好，请大家开出处方来。

四、大便秘结不通，证属气虚阴亏，益气润肠得行

1月 17 日患者复诊，说服前方后，第二日汗止，精神好转，心悸慢慢消失，气短乏力、神疲肢倦明显减轻，思食，饭量明显增加，唯服上方 5 日以来未大便，问其腹无所苦。视其舌，舌质淡红，苔薄白，诊其脉细弱，较前明显有力。

为什么患者会出现便秘？其因有二：一是汗出过多伤阴，肠道失润；二是使用了煅龙骨、煅牡蛎等收敛之品，肠道更加失润。六腑以通为用，尽管患者腹无所苦，亦当通其便。但大家要注意，通便之法，不唯是泻下。此等患者中气亏虚，久泻才得痊愈，若攻下，必泻下不止，唯当以益气润肠为正治。此为学友们必须牢记的地方。疏方如下：

白参 10g，生黄芪 30g，升麻 3g，枳壳 6g，当归 30g，白术 30g，怀牛膝 20g，肉苁蓉 20g。4 剂。

方以白参、生黄芪、白术益气健脾，升麻、枳壳升清以降浊，清气升，浊气自降，大便易通，此为虚证便秘治疗要点之一。复入当归、白术、怀牛膝、肉苁蓉润肠通便。不知大家注意到没有，这几味药用量比较大，中医不传之秘在于剂量，这几味药用于通便，量小则难以获效，临床亦当牢记。

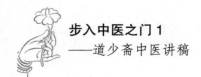

　　患者带药出院，第三天电话告诉我大便通畅，很正常，食欲再增，唯偶有胃部隐痛，持续时间短，嘱其服完药再诊。

　　后更方为参苓白术散，进一步巩固疗效。西药在抑制胃酸药的基础上加用了灭滴灵（甲硝唑）、氨必仙（氨苄西林）抗杀幽门螺杆菌，为什么？胃炎患者大部分并有幽门螺杆菌感染，嘱其使用 1 周。后电话随访，一切安好。

　　此患者入院后很快停用了抗生素，西药只予能量作为支持治疗。故其疗效当为中药之功无疑。住院期间病情一变再变，先是腹泻，再是头痛，接下来为头胸汗出不止，最后表现为便秘。仔细分析，其脾气亏虚贯穿病之始末，但每一主症出现，其辨证角度均有不同，先从泄泻辨治，健脾祛湿固涩；再从头痛辨证，治以益气升清止痛；接下来是从汗证辨证，治以升阳举陷敛汗；最后从便秘入手，治以益气润肠收功。尽管益气贯彻始终，但随着证的变化，选方各有侧重，法随证转，方从法出。虽有曲折，终获全功。

　　看完我的这篇讲稿，不知大家对"观其脉证，知犯何逆，随证治之"是否有了更进一步的理解？

第10讲　施治处方贵在知常达变

——从实例谈治病要善于变通

前面我们谈到学习中医要打好基本功，必须博极医源，广泛涉猎古今医籍，勤于思考，熟谙医理，然后结合临床，深入实践，逐步掌握一般辨证，至此只可谓进入了中医殿堂的大门，基本上可以做到治病不会远离常规法度，但难免有时会出现过于拘泥，套方套药。要达到中医的高深境界，其实很不易，仅具有广博的知识、扎实的专业基础是远远不够的。

高明的中医，治病不同于一般庸手，治病知常达变，圆机活法，虽守成法规矩，成法之中寓变化之巧，用药自出机杼，规矩尽有而用法变化无穷。或思维超常，令人叹服不已；或辨证精妙，让人拍案叫绝；或用方平淡而取效尤捷。

前面说过我导师治疗肺炎的病例，患者不食，以益胃汤加减，去其头煎，此乃"虚人不受味厚之药"的变法，可谓思维有过人之处；用治疗太阳病的桂枝加厚朴杏子汤治心衰，又不得不让人叹服其中医经典研读之深、运用之妙！

尽管辨证论治是中医治病的根本特色，但中医更重视个体差异和三因制宜，也就是说中医治病既讲原则性，又讲灵活性。原则性是说各科有"准绳"、"金鉴"、教科书之类作为指导，体现了辨证施治的规律，你掌握了，就不会远离疾病治疗的基本大法，但只会守成法以治病，犹如对弈棋谱以应敌，未达中医大家之境界。中医治病更强调个体化，所谓的三因制宜，更有"上病取下""下病取上""中病旁取"种种变化，若死守教条，固执

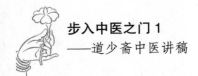

一法，不知变通，不能灵活运用中医基础理论，则很难取得满意的临床效果。

清代医书《留香馆医话》说："医者，意也。凡治一病，对于天时之寒暖，人事之劳逸，体格之强弱，年龄之老少，病前之饮食起居，平素之有无宿恙，一一皆当推究，以意融会之……自有对证之方，得于心应于手。"像章次公先生用六神丸治心脏病、前面所说的刘新祥教授以桂枝加厚朴杏子汤治疗心衰等就是很好的例子。

更有当今化学药物的干预，使疾病的演变规律发生变化，像心衰用速尿等利尿药，常使患者阳未复而阴又损；慢性抗风湿药的使用，常常是病未痊而血虚又至，诸如此类，不胜枚举。尤其时代变化，气候变迁，新的疾病层出不穷，像"非典"、艾滋病等，常常是临床无成法可循。

这就对我们当代中医提出了更高的要求，必须在继承古代医家经验的基础上，勤于思考，勇于探索，灵机应变，发挥创造性思维，创造出新颖独特的新思路、新方法。《素问·示从容论》说："**夫圣人之治病，循法守度，援物比类，化之冥冥，循上及下，何必守经？**"就是说大家治病，既要能遵循法度，还要能援引同类事物进行比较，通过思考而变通创新。

下面我们一起来看几个病例。

一、胃瘫呕吐，暖肾燠土，脾得健运

我们先一起来看一个疑难病例。这个患者是我的导师刘新祥教授诊治的。李某，男，36岁，有糖尿病家族史，其母、其姐均系糖尿病患者，其姐死于糖尿病肾病肾衰竭。患者吞咽非常困难，食入则吐，常要母亲不停拍背才勉强咽下。

患者10年前确诊为1型糖尿病，5年前确诊糖尿病胃轻瘫，曾先后到北京协和医院、解放军总医院及上海、南京各大医院就诊，一直皮下注射胰岛素控制血糖，血糖控制尚理想，但就是这胃轻瘫所致的呕吐，服用西药无明显效果，众多西医名家是束手无策，只好建议用中药治疗。患者在北京东直门医院、湖南中医药大学附属医院服用中药 2 年也未取得明显效果。

到我导师这儿来就诊时，已有 10 年的病程了，腹胀、恶心 3 个月，呕吐、腹泻 1 周，形体消瘦，倦怠乏力，肢冷便溏，舌淡，脉沉细。

导师当时开出这么个方来：

陈皮 20g，竹茹 10g，旋覆花 10g，生姜 10g，党参 15g，赭石（先煎）20g，薏苡仁 30g，白术 10g，白扁豆 10g，厚朴 10g，半夏 10g，甘草 6g。

每日 1 剂，7 剂。

这个方子是旋覆代赭汤加减。当时导师认为病机为消渴日久，耗伤脾胃之气，脾胃虚弱，运化无力，升降失司，胃失和降而致，所以予以旋覆代赭汤益气补中、健脾止呕，加陈皮、竹茹、半夏增强降逆止呕作用，厚朴理气宽中、除满消胀，薏苡仁、白术、白扁豆健脾化湿。

二诊。患者呕吐稍好转，腹泻减轻，但仍食难下咽，腰酸腿软，腰部冷感，其母补充说喜喝热饮。遂更方如下：

黄芪 30g，白术 9g，怀山药 20g，茯苓 10g，制附子（先煎）10g，薏苡仁 20g，党参 10g，竹茹 10g，甘草 5g。

每日 1 剂，共 7 剂。

这方子与上方治法基本一致，依旧以健脾益气为法，不同点在于加用了制附子，大家要注意，这是关键的地方。

三诊。服方 7 剂，呕吐消失，乏力亦好转，进食较前明显改善。上方去竹茹，制附子改生附片（先煎）15g，加淫羊藿 10g，巴戟天 10g，温肾阳，鼓舞肾气。用药 10 剂，呕吐、腹泻均止，精神状态及体质明显改善。

其后一直间断服用温肾补脾药，几年来服用附子已逾 10 余公斤，诸

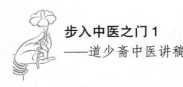

症基本控制，宛如常人。

现在我们来看看这位患者治疗思路的变化。一诊为什么疗效不显？很重要的一点是没有使用温阳的药物。为什么没用？在和导师探讨该案时，他说糖尿病属中医"消渴"范畴，病机以阴虚燥热为特点，受此影响，所以尽管有典型的阳虚症状，也不敢轻易使用温阳药物，这可能是患者长期服用中药无效的症结所在。二诊根据腰酸腿软、腰部冷感、喜喝热饮、肢冷便溏、舌淡、脉沉细等肾阳不足的症状，考虑患者呕吐、腹泻、腹胀病机关键在于"釜底无薪"，脾胃无元阳的温煦，不得健运。治疗的关键在于"暖肾燠土"，但仍受到消渴病机乃阴虚燥热束缚，不敢放手使用温阳药，仅用一味制附子，先投少量以投石问路，观察用药的反应，二诊获效了，三诊才放手使用大量生附子、淫羊藿、巴戟天等温补元阳药物，从而获得了满意的临床疗效。最后导师不无感慨地说，**中医疗效实在于"辨证施治"四字，不可拘泥于陈规而不敢越雷池一步，当有是证用是药。**

"辨证施治"四字说起来很容易，但在临床很容易受到中西医病名对照的影响，可以说这个病案是个典型的代表，该病例其实不宜从消渴入手治疗，为什么不宜？大家知道消渴的临床特点是以"三多一少"为主要表现的，而该患者并不具备"三多一少"的特点，临床以呕吐、泄泻为主症，辨证当从此二症入手。为什么出现了阳虚症状，却不敢轻易使用温阳药物，就是把糖尿病与消渴等同了，由此辨证用药随即出现偏误。

为什么现在很多糖尿病患者不出现"三多一少"的主要症状？很重要的一点就是目前很多常见病病理演变过程受到西药的干预发生了变化。大家试想一下，你所见的 2 型糖尿病患者，是不是每个患者都具有"三多一少"的表现呢？我的体会是很少见，为什么？患者一发病，到医院一查，血糖高了，降糖药就用上了，疾病的演变规律就被打断了，所以典型的阴虚燥热证就很少能在临床上见到。像 2 型糖尿病，患者常常都是形体肥胖，也很少见到舌红少苔的现象，多半舌胖苔腻。不信的话，大家在临床上细心观察一下。这类患者不宜从滋阴降火入手，而从健脾、芳香化浊进行治疗常能取得满意的临床效果。但不管西药怎样干扰，患者的临床证型都能根据中医的辨证找到，把握了证型，找到了患者内稳态失衡的关键，就能因证施药，取得疗效。下面再来看一例糖尿病患者的治疗经过。

二、脾瘅消渴，治之以兰，以除陈气

该患者为女性，48 岁，形体肥胖，1993 年 4 月 8 日初诊。患者 2 年前患糖尿病，服用甲苯磺丁脲等西药，血糖一直不能降至正常范围。刻诊：形体肥胖，面上有一层浮垢，视之如涂油，口中甜腻不爽，痰盂中小便上面浮脂一层，常觉肌肤不爽如汗黏之感。查空腹血糖 16.2mmol/L。舌苔白腻，脉缓沉。

这患者尽管明确诊断为糖尿病，但根本看不到阴虚火旺的任何证候，应辨证为湿困中焦、脾不健运。治宜芳香化湿、宣达气机。处方：

杏仁 6g，佩兰 6g，白豆蔻（后下）6g，厚朴 6g，半夏 9g，藿叶、藿梗各 4.5g，白茯苓 12g，薏苡仁 15g。

服方 7 剂，即觉口中清爽，小便浮脂明显减少，湿浊有明显化开之势。后以此方出入共服 28 剂，查空腹血糖为 6.1mmol/L，停用中药，继以甲苯磺丁脲维持。

嘱其定期复查，随访 2 年，空腹血糖一直控制在正常范围。

糖尿病，中医每归于"三消"证，治从肺、胃、肾入手，祛热养阴为其基本治则，但本案实属痰盛之体，湿浊之邪阻于中焦，而致清浊不分。湿浊上泛于口则口甜黏腻，外犯肌肤则肌肤不爽，脾失健运则精微下趋而小便有浮脂一层。立法着眼于湿邪，用三仁汤宣畅气机、分消湿浊，加藿、佩醒脾，药中病机，脾得健运，湿浊自化，故血糖得以控制在正常范围。

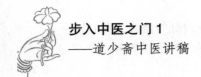

其实用化浊之法治疗消渴早在《内经》中就有记载,《素问·奇病论》云:"帝曰:有病口甘者,病名为何?何以得之?岐伯曰:此五气之溢也,名曰脾瘅。夫五味入口,藏于胃,脾为之行其精气,津液在脾,故令人口甘也,此肥美之所发也,此人必数食甘美而多肥也,肥者令人内热,甘者令人中满,故其气上溢,转为消渴,治之以兰,除陈气也。"不难看出该糖尿病患者实属中医的"脾瘅"范畴,其病机关键在于湿阻中焦,当以芳香化浊为治,正合经云"治之以兰,除陈气也"之旨。倘若对这位患者拘泥于阴虚燥热的病机特点,采用滋阴泻火的方法是不能取效的。

三、肺痨咯血,先折其火,后滋其阴

肺痨的病机和消渴基本类同,都是阴虚火旺,治疗肺痨时常常是要紧守"滋阴降火"四字,但是在临床上也当圆机活法,不可胶执。

当年我在农村工作的时候,有位老教师,男性,73岁,患肺结核多年。有一年春节大咯血,送到我们卫生院抢救,当时我们那地方很闭塞,没什么好药,治疗手段也落后,静脉滴注垂体后叶素,止血药用了3天都不能控制,每天咯血一大碗,血色鲜红,病情很重。当时为了尽快控制病情,同时也服用了中药,什么方?百合固金汤加减。后来院长就说,这位患者止不住血,你来试试,重新开个中药方。

诊患者形体消瘦,面色潮红,咯血鲜红,痰少质黏,口干思饮,舌红无苔,脉细数。大家一看,这患者辨证肯定是肺阴亏虚,虚火灼伤脉络,用百合固金汤当属正治,为何无效?因为虚火太旺,治疗当先用苦寒折其火势,待火势下折,后以滋阴以复旧,这是一个变法。临床上使用中药既要紧守辨证施治,也要会灵活变通。于是我就开出这么个方来:

黄芩10g,黄连10g,生大黄10g。

大家一看，就知道这是泻心汤，呵呵，结果怎么样？上午 9 时服药，下午 1 时血止。再以百合固金汤加减巩固治疗，咯血得愈而出院。其后，这位教师就变成了我的老患者了。

治病用药，既要懂成法，也要知变法，知常达变，斯为高手。

同样，现在临床上肺痨典型的阴虚火旺证并不常见，为什么？一是现在生活富裕了，营养跟上了，很多患者得了病都不知道，常常在体检时才发现；二是化疗药物的使用，使病程缩短了，虚劳的表现在临床上很难见到。因此，对于肺痨的治疗，不能墨守成规，拘泥于"阴虚火旺"四字了，总宜圆机活法，随证施治。

四、肺痨发热，益气温阳，转危为安

接下来我们再说一个肺痨的病例。这位患者发热 2 个月，按中医的理论，肺痨基本病机系阴虚火旺，治当滋阴清热，然而通过辨证，却采用了益气温阳的治疗方法。希望读后对大家有所裨益。

患者是一位清华大学的老毕业生，男性，70 岁。老人患空洞型肺结核年余，2 个月前病情加重，在株洲某医院住院治疗，医院给予了正规的抗结核治疗，同时联用左氧氟沙星抗感染。干临床的人都知道，左氧氟沙星胃肠道反应很厉害，很快就出现了严重的胃肠道症状，厌食。老人很固执，就开始抵触西医治疗，要求出院。没有办法，家属只好做老人的工作，改用中医药治疗。

2008 年 6 月 13 日初诊。患者被推入诊室，形体消瘦，侧卧，气短，声低不能续，咳吐灰色稠痰，不思饮食，双下肢水肿，压之凹陷不起，四肢扪之冰冷。诉 2 个月来每日上午发热，体温波动在 38℃左右。舌质淡嫩，苔薄白，脉沉细无力。化验单显示低蛋白血症、中度贫血。先予甘温除热法。补中益气汤加减：

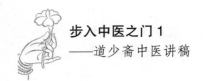

生黄芪 50g，白参 10g，升麻 3g，柴胡 5g，当归 15g，陈皮 10g，白术 10g，大腹皮 10g，生姜皮 6g，茯苓 30g，桑白皮 10g，地骨皮 10g，制附片 3g，芦根 20g，前胡 10g，桔梗 10g。5 剂。

患者病症较为复杂，当抓其主要矛盾。发热持久不退，兼见形体消瘦，气短，声低不能续，不思饮食，脉沉细无力，可以断定为气虚发热；脾气亏虚，水湿内阻，故见下肢水肿；久病气虚渐至阳虚，故四肢扪之冰冷。治当甘温除热，方以补中益气汤甘温补其中，桑白皮、地骨皮、芦根甘寒清其火，佐用生姜皮、大腹皮利水，少量附片温其阳，前胡、桔梗，一升一降，宣肺降气，化痰止咳。正合"唯当以辛甘温之剂补其中而升其阳，甘寒以泻其火则愈矣"之旨。

此段治疗，初学中医者最易犯三种错误：一是墨守成规，限于肺痨阴虚火旺为其病机要点，久热不退，不加辨证即以青蒿鳖甲汤或清骨散加减；二是西医思维，见有咳痰，即言有肺部感染，就用清解肺热药，而犯"虚虚实实"之戒；三是见有阳虚证，就以大剂辛温之品温阳，尤其是当今"火神派"粉丝，不知此患者久病形体枯槁，精血已损，大剂辛温必伤已损之阴血，全然不明白使用小剂附片"少火生气"之理。

6 月 22 日二诊。诉服上方 2 剂热退，5 剂水肿尽消。因为有效，服完又自购 5 剂。现症见咳痰明显好转，仍纳食极少，神疲气短，视之大肉尽脱（前有水肿，并不明显，水去则似皮包骨）。舌质淡干而少津，苔薄白，脉细数。急急救其胃气。

生黄芪 50g，白参 10g，白扁豆 10g，白术 10g，石莲子 10g，芡实 10g，云茯苓 10g，川石斛 10g，制附片 3g，地骨皮 10g，桑白皮 10g，桔梗 10g，炙甘草 10g。5 剂。

此段治疗把扶脾开胃放在第一位，尽管有大肉尽脱之症，不以补益气血为大法。盖脾胃不健，谷不得入，精血无以化生，故健脾益胃为当务之急，待脾胃健，必以血肉有情之品大补精血。此治病当分层次也。

6 月 27 日再诊，患者胃纳大增，遂改十全大补加紫河车、黄精补益气血，进一步治疗。

另外要说明的一点，患者在服用中药期间，西医抗结核治疗仍在进行，中西医各有所长，取长补短，各尽其功。

此等发热患者，若守常规，不予变通，不加辨证，予以滋阴清热，必无寸功！

五、久热不退，益气升阳，两剂而瘥

我们学习《中医内科学》或《中医诊断学》的时候，书中都列举了每个证型的主症、次症和舌、脉。但是大家要注意，这些证型里的症状都是临床常见的，临床错综复杂，症状千变万化，对于一些临床不常见的表现，就需要根据中医基础理论加以分析了，不可按图索骥。

下面来看看这个病例。

某女患者，教师，35 岁。病起受寒，随即发热，在某市人民医院治疗半个月，经抗生素、对症治疗发热不退，也未能确诊。患者 10 余年前因患慢性肾小球肾炎在我院住院治疗得以临床完全缓解，其后一直未发，所以患者就转来我院诊治。入院经检查，各项生化、物理检查未发现明显异常，只好诊断为"发热原因待查"，经服用中药银翘散加减方，并结合西医抗生素治疗 10 余日，病情依旧。

一日我值晚班，这位患者来到我的值班室询问病情，说实在的，像"不明原因发热"这样西医无法查明病因的疾患，我是非常主张使用中药的，为什么？这类疾病尽管西医无法弄清楚，但根据四诊，中医很容易找到症结所在，据证施治，常可获效。

于是细细问诊，患者说发病以来，每日下午 3 时开始发热，热势很快

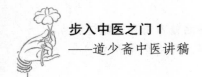

就到40℃，凌晨2时左右汗出热退，热退则有虚脱之感，上午精神尚可，纳差，二便可。舌质淡红，苔薄白，脉细弱。

我当时就认为是个气虚发热，主张使用补中益气汤加减治疗。那时我是个小大夫，不好直接对别人的治疗方案提出意见，于是我就和我的导师谈我对这个患者辨证用药的个人看法，他说："明日我去看看患者，果如你言，我来改方。"我的导师那时是大内科主任，他有这个权力。

第二天，导师看完患者，就真的开了个补中益气汤全方，另加白薇一味退虚热，结果如何？2剂发热尽退！

就上面的症状来说，大家可能很难判断出是个气虚发热证。别急，我们来一起分析。首先患者每日在下午3时开始发热，正是经气运行未土之时。由夜到午，为阳气升腾之时段，正能抑邪，所以上午不发热。由午至夜阳气下潜，加上上午的活动，动则耗气，于是正气即不足，正不抗邪了，热就起来了。"少火生气，壮火食气"，发热之后，正气耗损，所以患者就有虚脱欲死之感。因此，我就辨证为气虚发热了。

大家再看看内科书里的气虚发热症状群，可能和患者的表现相差甚远，不可以症状不类同就说不是气虚发热，**对于一些特殊表现类型的患者，要善于使用我们所学的中医基础知识加以分析。**古人说："运用之妙，存乎一心。"

辨证论治是中医治病的灵魂。抛弃辨证，泥守一方一药，机械套用某药某方，很难取得满意的临床疗效。临床上要善用古人方，但要学会化裁变化，"以古人方治今人病"，必须做到"师古而不泥古"，有是证用是药，证变方变，要善于抓主要矛盾，善于根据次要兼证化裁方剂。

古人说，医不可无方，医亦不必执方。同时要学会"持方"与"变方"，对于一些慢性疾病，往往需要长期巩固治疗，不要因用方三五剂病情无明显改变就更改方药，变得心无定见，只要辨证精确，就应守方而用，此所谓"王道无近功"，宜缓缓图之。对于一些急重症患者，要随时根据病情变化及时调整用药。我们在临床上抢救患者，常常是一天两方，此非心无定见，而是"观其脉证，知犯何逆，随证治之"。若证变而方不变，用方滞于证后，则难以挽救危重于狂澜。

　　傅青主说："医犹兵也，古兵法阵图无一不当究，亦无不当变。运用之妙，存乎一心。妙于兵者，即妙于医矣。病千变，药亦千变。"**合格的中医必须做到透过疾病表象究其本质，掌握疾病的发展变化规律，在审证求机中做到知常达变、圆机活法，真正掌握中医辨证的实质和灵魂，然后方可获得满意的临床疗效**。所以前人说："兵无常势，医无常形。能因敌变化而取胜，谓之神将；能因病变化而取效，谓之神医。"

第 11 讲　中医药也能治疗危重症

——从抢救一重症心衰患者产生的感想

当今社会上普遍存在一个误区，说中医对慢性病、亚健康状态有良好的调理作用，但对一些重病、大病则缺少可靠的疗效，得了急危重症不要去找中医治疗，选择西医治疗才是正确的。

不仅不懂中医的老百姓有这种错误认识，而且中医临床工作者中相当一部分人也存在这种错误的看法。我们的一些青中年中医教师在教学生时有意无意地把这种错误观念传给了中医未来的接班人。

今天我就说说发生在一例重度心衰抢救过程中出现的这种现象，同时谈一谈自己的感想。

一、中西医对照施治，辨证施治变成辨病施治

某月 7 日，一 80 岁的男性冠心病心衰患者，因阵发性胸闷反复发作 10 年，心悸气促 3 年，伴咳嗽 3 天入院。入院时症见：胸闷气促，稍感头晕，咳嗽，咳少量白痰，纳差，夜寐不安，四肢欠温，舌淡红，苔白腻，脉滑。查形体肥胖，半卧位，颈静脉充盈，桶状胸，右下肺可闻及湿性啰音，心界向左下扩大，心率 85 次/分，双下肢膝以下凹陷性水肿。心电图：ST-T 改变。心脏彩超：LV 60mm，RV 20mm，LA 39mm，RA 43mm，EF 39%，FS 15.4%。主动脉瓣中度反流，三、二尖瓣中度反流。

这是当时主管医生的首次病历摘要。对心脏超声有点了解的朋友一看

就知道心功能很差，心脏也大。

主管医生是一个非常优秀的心血管专业毕业的硕士，已经在我们心内科工作好多年，患者对他的评价也很高，西医学得非常好。

于是，全套的西药很规范地都用上去了，同时开了个中药方：瓜蒌薤白半夏汤合丹参饮。

归纳一下舌、脉、症，大家一起来分析一下。胸闷气促，稍感头晕，双下肢膝以下凹陷性水肿，咳嗽，咳少量白痰，纳差，夜寐不安，四肢欠温，舌质淡红，苔白腻，脉滑。综合起来看，应当是脾肾两虚，当健脾温肾、通阳化气利水，从水肿论治可能更适合。

我们的医生为什么会开出一个瓜蒌薤白半夏汤合丹参饮？入院时诊断为冠心病，冠心病=胸痹心痛，于是这医生就开了个治疗胸痹的方子。

这也是我们大部分刚干临床的中医最容易犯的错误！中西医病名对照的研究早在 20 世纪 20 年代就有人做过，对于学习西医的人想了解中医可能有点帮助，但对于我们现在学习中医的年轻人来说无疑是一种"灾难"，严重阻碍了他们中医辨证思维的形成。

其实中医的胸痹不能和西医的冠心病完全等同！等同了就离开了中医的辨证治疗，变成了西医的辨病治疗了！把中医病名与西医对照进行临床用药是当今年轻中医普遍存在的现象，必将导致中医临床疗效的下降。

二、辨证定位不准，用药相近，疗效霄壤之别

用瓜蒌薤白半夏汤合丹参饮加减治疗了 1 个月，本月 12 日早上，管床的医生告诉我说，这患者不行了。家属要求把同病房的患者都转出去，以便患者去世时，众多子女、亲戚好在临终前为他送行。

我就亲自去看患者，症见：半靠卧位，气促息微，额汗出，神志有点模糊，烦躁不安，面部浮肿，腹部肿大，下肢肿到腹股沟，按之凹陷不起，

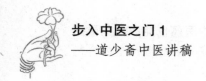

扣之双下肢不温，舌质胖大，边有齿痕，脉沉细结代。

查体：面肿，巩膜黄染，颈静脉充盈，背部听诊双下肺可闻及大量湿性啰音，前胸听诊，左中下肺可闻及干性啰音，心律不齐，可闻及频发的早搏心音，腹部移动性浊音（＋），肝肋下二指，肝颈静脉回流征（＋），双下肢重度水肿。

心电监护示频发室性早搏，全天 24 小时尿量不足 400mL。

患者病情很重了，同时肝淤血很重，肝功能损害，肺部感染，必须积极抢救。治当益气回阳救逆，化气利水。拟方如下：

红参 10g，制附子（先煎）15g，生黄芪 30g，茯苓 15g，白术 15g，怀山药 15g，山茱萸 20g，薏苡仁 30g，桔梗 10g，桂枝 10g，怀牛膝 10g。2 剂。

还是我喜欢的全真一气汤加减，这个方子我在临床上运用是屡屡获效。

次日，病情无明显变化，请来了一位非常有名的西医心血管专家会诊。会诊的诊断结果不需我说，大家很清楚，只是将原来的静脉注射速尿改成速尿加于 100mL 生理盐水中缓慢静滴，以产生持久的利尿作用。另外在原使用倍他乐克（美托洛尔）的基础上，加用慢心律控制室早，再就是建议每日静脉注射西地兰（此前一直在服地高辛 0.25mg/d，或间以静脉注射西地兰 0.2mg/d），其他的硝普钠、ACEI、抗感染用药等不动。

到第三天上午，心电监护显示患者心率不到 50 次，并出现了一度房室传导阻滞，仍旧有频发的室性早搏。患者不进食，腹泻水样便 5 次，水肿益甚。诉提不上气（中医说的气短），腹部胀满。有一点不像普通的重度心衰，一般重度心衰患者必须半靠位，而他则喜侧卧，只是枕稍高。患者无明显的畏寒表现，舌、脉无明显变化，舌胖大，边有齿痕，脉细微结代。24 小时尿量 100mL。

患者心衰更重了，利尿药没效，心率太慢，而且有房室传导阻滞，强心药洋地黄类的药物也不好用了，加用多巴胺静滴，其他的西医也没什么好办法了。医生、家属都没什么信心了！

怎么办？放弃还是继续抢救？当然不能放弃，停用慢心律，因其与倍他乐克不宜同时使用，二者都有很大的负性心力作用，对于重度心衰患者不利。倍他乐克减到 6.25mg，但没有停用，为什么？长期使用倍他乐克的患者不宜突然停用，突然停用易发生心脏骤停。其他的就要靠中医了，于是我组织中医会诊，请来了我的导师刘新祥教授。怎么开方？大家把自己的方子先开出来，然后再接着向下看，这样会更有收获。

有一位学习西医的朋友在网上讨论时说道："西医应注意加重利尿剂与强调使用血管扩张剂，应用改善心肌代谢药如极化液及二磷酸果糖、维生素 B_1，维护电解质平衡。"但我告诉大家，在这之前，基本都用到了，病情没什么好转，才发展到了这一步！

归纳一下脉症要点：患者气促不能平卧，无明显畏寒，不食，泻下水样便，腹大，腹部胀满，肢体水肿，舌胖大，边有齿痕，脉细微结代。

抛开西医的思维，患者并无典型的肾阳虚、心气虚的证候（除结代脉外，无心悸心慌等症），更不符合肾阳虚、水饮内停、凌心射肺的表现。凌心射肺，除水肿外，必有典型的倚靠喘息气促、心悸心慌的症状。这是一个典型的脾气亏虚，水湿内停，兼有气机阻滞的证候。

临床上我们的思维常常被西医的或已经形成的个人经验束缚，不能给出正确的判断。

刘教授说了一句，"水肿，其标在肺，其本在肾，其治在脾，从脾胃入手，心气通于肾，佐入温肾之品。"遂商定处方如下：

黄芪 30g，白参 10g，白术 10g，茯苓 10g，砂仁 5g，怀山药 12g，薏苡仁 30g，巴戟天 10g，仙茅 10g，陈皮 6g，炙甘草 5g，紫苏梗 10g。

这位患者我是牢牢地盯上了，为什么？中医治重病是最值得学习和积

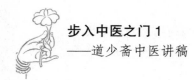
累经验的机会。下午 15：50 服第一剂，21：40 解第一次小便 240mL，到次日 8：00 上班我再看患者，一共小便 840mL。患者精神好转，思食了。我就告诉他，当天再进 2 剂。心电监护示室早消失，呈窦性心律，心率 70 次/分。服药第二天到第三天，24 小时小便 2800mL，第三个 24 小时小便 2500mL，到第四个 24 小时后，腹胀消除了，下肢水肿尽消！

这儿有个插曲，管床的医生信西医不信中医，在教授会诊后，竟然擅自将速尿停用了，而且未给任何利尿剂。当然，患者除了硝普钠（已用 10 余日）继续在用外，也未给任何强心剂。我问为什么停用利尿剂？他说，你经常说中医治疗重度心衰有效，我就是要看看中医的疗效如何！诸位，你说说看，我们中医的队伍怎么了？缺乏自信心啊！

有这么多尿，按西医的观点，会丢失大量的钾、钠，电解质会失衡，那就查吧，检查的结果是钾、钠、氯、钙都正常，原来利尿引起的低钠、低氯都消失了！我告诉诸位，我们用中药抢救心衰，尽管都产生利尿作用，但到今天为止没出现一个电解质失衡的病例，中药的神奇就在这儿，可能西医很难做到！

现在大家一起来看看我的方与刘教授的方，可能会发现，相同的药物有人参、生黄芪、茯苓、白术、怀山药、薏苡仁六味，功效相近的药物有附片与巴戟天、淫羊藿，可以说基本立法、用药、功效相差不远，为什么疗效相差这么大？这就是我们要总结学习的地方，我在前面的讲稿中说过，不总结就很难提高。

刘教授方子中有砂仁、陈皮、紫苏梗三味调理脾胃之气的药物。我们说水湿内停，常常阻遏气机，气机不利，水道不通，反过来水湿更为加重，这是用药的关键！想一想，像实脾饮用木香、大腹皮，参苓白术散用陈皮、砂仁，治从脾胃入手消水肿的方子，无不**使用理气药疏通水道**。这是我们必须掌握和运用的关键！

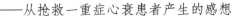

三、从实效中反思再识药性，一味不同，病情再变

患者走向坦途，接下来怎么用方？先看证候的变化，患者气促气短明显减轻，大便基本正常，每日 1～2 次，黄软便，面部水肿、下肢水肿尽消，不感腹胀，舌质变红赤，少津，脉细弱。

请示刘教授，刘教授说效不更方，原方去砂仁加木瓜，为何用木瓜？木瓜性收敛，不宜于利水，我喜欢用木瓜治疗遗尿，这是我心中的一个疑问。刘教授说木瓜利水而不伤阴，合甘草可以酸甘化阴。舌质变红赤，少津，脉细弱，患者有阴伤的征象了，于是在前方的基础上去砂仁，加木瓜 10g，2 剂。

可是第一剂下去小便就减量了，24 小时 600mL，第二个 24 小时 400mL，患者情况又加重了，下肢水肿又起。

大家说说哪儿出问题了？为什么一味之差，效果会霄壤之别呢？

水液的代谢要靠肝气的疏泄，这是我们在《中医基础理论》里学过的，水液的代谢，除肺之肃降、脾之转运、肾之气化、三焦通畅外，还必须依赖肝气的疏泄。问题就出在这儿，木瓜味酸性收，不利于肝气的舒展，对于有气滞的人是不宜使用的。

与刘教授沟通，他同意我的看法。于是改方去木瓜，加桂枝 3g 条达肝气、化气通阳，冬瓜皮 30g 利水消肿。接下来 1 剂后又是小便如注，换方的第一个 24 小时小便 2000mL，下肢水肿又消失了。

我曾经看过一本书，是清·吴仪洛的《本草从新》，该书记载了郑奠一对木瓜的认识："木瓜乃酸涩之品，世用治水肿腹胀，误矣。"在书中记载了郑氏诊治一病的经过："有大寮，舟过金陵，爱其（木瓜）芬馥，购数百颗，置之舟中，举舟人皆病溺不得出，医以通利罔效。迎予视之，闻四面皆木瓜香，笑谓诸人曰，撤出此物，溺即出矣，不必用药也。于是尽投江中，顷之，溺即如旧。"说明木瓜可能有敛小便的作用，我是从这儿

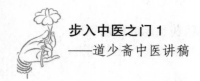

想到这方子可能出问题的地方。果不其然，去木瓜，其疗效就出来了。

到了现在，患者病情渐渐地稳定下来了。这患者是活过来了，但可气死我了。

患者告诉我："不久前你们的一个医生在带教见习生的时候，在我的床前讲解，说重度心衰中医没有用，当时我就很生气，我为什么住到中医院来？！我祖上四代都是搞中药的，中医在中国几千年都是有效的，我真想去找你们的领导，建议把你们的中医院牌子摘了，中医院竟然有这样的医生！"

是啊，学中医的人啊，怎么这么不争气？！不用心研究，不用心继承，不用心实践，想当然地说中医无用，更有甚者，附和某些不懂中医的人进行中西医无谓之争，把那些精力拿来看看书，提高一下自己的临床技艺，多为几个患者解除疾苦，我看比什么都强！

施今墨先生曾说："吾人非振兴医术，决不足以自存。**故敢断言，中医之生命，不在外人，不在官府，而在学术也。**"老前辈进一步指出，"只要中医的学术能够不断提高，不断发展，就谁也消灭不了中医。"

著名老中医李今庸教授曾愤然作诗，痛叹今日中医现状，"**吾人生性太愚钝，发展中医愧无能。卅年教学工作苦，培养自己掘墓人。**"

悲哉！催人落泪，使吾断肠！

第12讲　被逼出来的中药神奇疗效

——讲几个不宜或拒绝再接受西药治疗的病例

有学友看了我的第 11 讲中运用中医药抢救心衰的病例，发表看法，说中医不科学，无规律可循。根据是什么？是治疗中用了 3 个方，第一方：瓜蒌薤白半夏汤合丹参饮，无效；第二个中药方：我喜欢的全真一气汤加减，依然无效；第三个中药方：黄芪 30g，白参 10g，白术 10g，茯苓 10g，砂仁 5g，怀山药 12g，薏苡仁 30g，巴戟天 10g，仙茅 10g，陈皮 6g，炙甘草 5g，紫苏梗 10g，有效。所以中医无规律可循，不科学。但他是学西医的，全然不去否定此患者经全套规范的西药治疗后病情反而加重，只是指责中医的不可重复性。当然，在病的重复上是没办法进行循证的，但在证的基础上，中药的重复性非常好。他不懂中医，也就不需深责他了，我给他回了一段话，是这么写的：

道不同不相为谋，又一个不懂中医的人，西医也有无可奈何的时候，该患者请的是全国的名家，西医的，水平肯定不会比你差，但效果依旧不好，病情继续恶化。不过那名家可很虚心，能学习传统医学之长，以弥补西医学之不足，他现在的博士后都在做中医药抗心衰治疗研究，为什么啊？就是因为我们常请他会诊重度心衰的患者，他看到了中医的优势！呵呵，你认为如何啊？！**批评一门学科必须先对那一门学科有精深的研究。**西医怎么了，抗生素、激素两大法宝，临床使用抗生素也常是一个无效换另一个，再无效再换一个，很多患者最后感染不能控制死了，这样的事西医院发生得不少吧？但不能因此否定抗生素的巨大作用吧？还有非典使用激素，肺纤维化、股骨头坏死发生率是多少啊？使用西药的死亡率是多少啊？中医药参与治疗，肺纤维化、股骨头坏死发生率是多少啊？死亡率

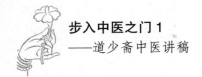

是多少啊？但不能说激素就要否定吧？

现在啊，很多了不起的人啊，都在说中医不行，其实压根没研究过中医，人云亦云罢了，不知者不怪罪。

我写此案仅为和学中医的人讨论学术而已，非为说西医不是，**中西医各有所长，取其善者而用之。为医者的目的，乃使患者恢复健康。**

当今中医界有一种看法，说中医治疗感染性疾病的水平不如西医，不可否认，抗生素的发明确实拯救了无数人的生命，但学中医的人也不要自卑，中医有很多有效的方法治疗感染性疾病，而且疗效并不比西医差，后面我会在"炎症并非皆热证"一文中和大家再说几个例子。

今天，我和大家说几个特殊的病例，然后谈几点个人认识。

一、 化脓性扁桃体炎 —— 一个西医无法使用抗生素的特殊病例

化脓性扁桃体炎，大家一看，这是个小病，很容易治疗，而且西药的抗炎效果非常好，有什么可谈的？呵呵，别急，先让我把患者的情况说完，看看你有什么办法。

这患者是长沙师范学院附中的一个学生，其家长根本不信中医。学生14岁，患扁桃体炎5天，一直口服抗生素。诸位可能会问为什么不给肌注或静滴抗生素，是啊，为什么不呢？当然有其原因，这学生从8岁开始，只要一注射药物，不管是肌注还是静滴，就发生晕厥。孩子扁桃体发炎了，发热，家长很着急，送到某医学院附院，急诊科的医生没办法，不敢注射用药，开了点口服的抗生素、退热药物，在病历上写上"随诊"，就让患者回去了。

患者第五天晚上高热40℃，又到该院急诊，医生也没什么办法，处理还是一个样。于是患者就到了某市级医院，想着多经个医生看看，能否找

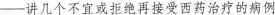

个好办法。呵呵，这下患者走运了，这家市级医院急诊医生不敢处理，却给他指了一条明路，找中医看去！晚上 11 时我接到电话到急诊科，查患者的体温 39.8℃，扁桃体Ⅲ度肿大，上面有很多脓点，咽喉充血很厉害。患者口干，舌红，苔薄黄，脉数。血常规：白细胞计数 25×10^9/L，中性粒细胞 0.91。疏方如下：

金银花 50g，连翘 15g，薄荷 6g，牛蒡子 10g，土牛膝 10g，玄参 10g，白僵蚕 10g，桔梗 15g，生甘草 10g。

24 时患者服第一剂，次日凌晨 4 时汗出热退，咽痛大减。继进 4 剂，病愈。此后，这学生的家人生病，就常来看中医。

这方子很简单，也就是清热解毒、利咽散结，不做更深入地分析了。

二、泰能抗炎带来的难题 —— 一个拒绝再接受抗生素治疗的病例

这是个慢性喘息性支气管炎患者，男性，70 岁。病情很重，肺部感染很严重，先在某医学院附院的呼吸内科治疗，什么青霉素、半合成青霉素、头孢三代和四代，以及大环内酯类药物，用了 1 个月，感染没有控制，最后只好上泰能（注射用亚胺培南西司他丁钠）了，联用大扶康（氟康唑）防止真菌感染，患者的肺部感染有了明显的控制，咳嗽咳痰明显减轻，于是就让患者出院了。1 周后病情再度加重，为什么？感染没能彻底控制，中医叫作"死灰复燃"了，患者没再去西医院，来到我们中医院。

患者入院后，管床的医生看完患者就找我说："主任，这患者最好转出去！"我问为什么？她说这患者肺部感染很重，胸闷气促，不能平卧，还拒绝使用抗生素。这倒是个难题，于是我去看了患者。

患者告诉我说，自使用泰能后，就感到胃脘部隐痛不适，毫无胃口，

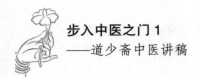
不思食，口干，口腔溃疡，疼痛难忍，泻水样便，每日 3～5 次，一周没进多少饮食，人感到极度疲倦！

于是我就对他进行了仔细检查，察其气促不能平卧，口唇轻度发绀，舌光红无苔，舌干而无津液，舌面及双侧颊部可见散在小溃疡，颈静脉不充盈，桶状胸，肋间隙增宽，双肺呼吸音低，双中下肺可闻及大量的干湿啰音，心界叩诊不大，心率 90 次/分，律齐，未闻及明显的瓣膜杂音。腹软，胃脘部压痛，无反跳痛，肝、脾未触及，双下肢不肿，脉细数。

再问患者，说咳嗽，痰白质稠，难以咳出。

我告诉患者，肺部感染很重，必须使用抗生素治疗。患者不干了，说就是受了抗生素的苦，弄得现在胃痛，不能吃饭，口腔溃疡，还拉肚子，才到你们这儿来的，来了就是要吃中药的，否则我到你们医院干吗？！

很显然，这患者是个慢性支气管炎、肺气肿患者，不仅肺部感染重，而且有因用抗生素导致的菌群失调，可能还有真菌感染。这么重的病情，用纯中药治疗行吗？管床的医生向我提出要换个医生管这患者，为什么啊？年轻的一辈，不了解中药的确切疗效！

这患者是转院，还是留下来治疗，确实是个难题，不怪这年轻医生。患者是不能转院的，毕竟我们不能让患者失望，失望的患者多了，中医就更没市场了。于是我鼓励那医生，"你别怕，我们一起管！"

现在我们来归纳一下四诊获得的病情资料要点：倦怠乏力，气促不能平卧，咳嗽，痰白质稠，难以咳出，胃脘部隐痛不适，毫无胃口，不思食，口干，口腔溃疡，疼痛难忍，泻水样便，每日 3～5 次，舌光红无苔，舌质干而无津液，舌面及双侧颊部可见散在的小溃疡，脉细数。这是个较典型的肺脾气阴两亏证，胃阴也虚。于是我就开了这么一个方：

党参 15g，黄芪 20g，怀山药 15g，白术 10g，芡实 20g，石莲子 10g，沙参 10g，麦冬 10g，石斛 10g，天花粉 15g，紫苏子 10g，瓜蒌仁 10g，

乌梅 6g，炙甘草 10g。

患者进食少，我就给管床医生说，每天就输点能量、氨基酸，作为支持治疗吧。

我把调脾胃放在了第一位，为什么？中医治人，西医治病。中医认为"有胃气则生，无胃气则死"，脾胃为后天之本，脾胃健康了，正气足了，就能却邪！这患者服方 3 剂，胃口开了，思食了，也不腹泻了，痰易咳了，气促与口腔溃疡也有明显好转。

这患者就说，还是中医好，治本！是治本吗？是在调整人体的内稳态！

再进 3 剂，患者饮食基本恢复正常，大便每日 1 次，口腔溃疡痊愈，且能平卧了，听诊肺部的啰音明显好转。

这位患者的疗效之好确实连我也没想到。有人说中医是经验医学，理论不可靠。我可以告诉大家，我就是在中医理论指导下用的方，离开了中医理论的指导，想取得好效果是不可能的，所以要打好中医的基本功。

有人说中医的疗效不可靠，其实根本不是那么回事，要是疗效不理想，那是辨证不准，中医的寒热温凉每一证都有严格的标准！但要把握好确实真的不易，这需要我们广泛阅读医著、大量实践才行！

其后这患者以参苓白术散加紫菀、款冬花、芦根、瓜蒌仁等味加加减减，20 天后痊愈出院。

上方组方的理论基础及每味药物在方中的作用并不复杂，请学友们自己分析。最后，我要告诉大家，西医好学，为什么？因为其是线性思维，易接受。中医难学，难成才，为什么？因为其复杂的思维体系难以建立。请大家留心一下：**看看临床上，西医药是不是通过针对局部的治疗常带来全身的不良反应，而真正的中医药是通过调整患者的整体内稳态以达到局部疾病痊愈的？**

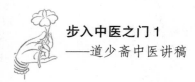
三、类天疱疮并喘息型支气管炎 —— 一个激素联用抗生素未能取效的患者

这是一个在我科住院的患者，男性，78 岁。来我院住院前曾在湖南某医学院附院住院治疗 20 余天，诊断为慢性喘息型支气管炎、类天疱疮。因为疗效欠佳，所以自动出院，以求中西医结合治疗。患者来我院治疗时，仍喘息气促，难以平卧，咳嗽，咳白色泡沫痰，纳食差，口腔有很多小溃疡，尤以下口唇内散在的白色小溃疡为多，灼痛。对于喘息型支气管炎，内科医生很熟，但类天疱疮就有点生疏了。

来我院后，管床的医生依旧按照原来西医院的治疗方案，使用强的松 20mg/d，同时使用三代头孢、大环内酯类药物，并使用氨茶碱静滴，以及西药止咳化痰、雾化治疗等，治疗半个月，病情并无明显好转，加上在西医院治疗的时间，患者静滴药物治疗前前后后有 40 天了。时间长了，疗效不好，患者就产生厌烦情绪了，拒绝再使用注射剂。

给我们的医生出了个难题！感染还没控制，不用抗感染药物行吗？管床的医生心里没底了，为什么？这是现在年轻中医共同的弊病，从学中医开始就学西医，西医线性思维很快就占据了大脑，于是中医的复杂辨证思维就难以形成了。最后就认为西医科学，中医不科学，不科学，就很少认真去研究了，对中药的疗效自然就心中没底了，没信心了。当然这要归罪于现在中医院校的教学模式，并非我们的年轻人不具备学好中医的天赋。

管床的医生和我的关系很好，他对我说："头儿，这个患者现在拒绝使用抗生素及静脉用药，要求吃中药治疗，这下看你的本事了。"呵呵，你说，我这朋友话说得漂亮吧，摆脱了难题，还给我戴了顶高帽。

谁叫我是头儿啊，那就看患者吧。患者喘息气促，短气不足以息，动则尤甚，汗出，咳嗽，咳白色稀痰，口腔内疼痛，口和不渴，唇内有多个散在的白色小溃疡，灼痛，大便秘结，舌质偏红少苔，脉沉细。

看完患者，我就开了这么个方子：

党参 10g，黄芪 15g，紫菀 10g，款冬花 10g，当归 30g，肉苁蓉 15g，炙麻黄 6g，白果 10g，地龙 10g，怀牛膝 25g，玄参 15g。

告诉管床的医生，除了强的松外，患者要求停的药物就停了吧。

大家从方中可能已经看出我的辨证结论来了，这位患者是肺气亏虚，兼有肾阴不足、肾不纳气。方用补肺汤合济川煎加减，药用党参、黄芪益气补肺，炙麻黄、白果、地龙宣肺平喘，紫菀、款冬花化痰止咳，当归、肉苁蓉、怀牛膝、玄参滋肾阴、润肠通便。重用牛膝，一则通便，二则纳气归肾。不知大家掌握了没有，用当归、怀牛膝通便，剂量一定要大。中医的不传之秘在于剂量，今天我又泄密了，呵呵。

有实习的同学就说你这只是治喘，那类天疱疮没用药啊？类天疱疮用强的松这么久都没好转，是不是在中药方中加点对症的药物？呵呵，类天疱疮治疗了没有？治了，为什么会口腔溃疡啊？就是因为肾阴虚，虚火上冲于口所致，阴分补足了，大便通了，虚火自然就能下降了。**中医重在整体调理，不可见一症用一药！**另外，我说了这么一句话，"肺与皮毛相表里"，有谁能理解我为什么说这么一句话吗？

服药 5 剂，大便就通畅了，喘平，气促明显好转了，咳痰也明显减少，但仍为白色泡沫痰，口腔的溃疡面积明显减小，口腔也就没那么痛了。舌质淡红，苔薄白，脉沉细。这位患者精神头就来了，见了我的面就说这中药开得好。患者就要求撤激素。于是更方如下：

生黄芪 15g，紫菀 10g，款冬花 10g，当归 10g，炙麻黄 6g，怀牛膝 20g，桂枝 6g，茯苓 15g，薏苡仁 30g，桔梗 10g，五味子 10g。

看了这个方子，大家可能会问，前方用滋阴药，怎么现在就改用桂枝温药了？理由有三：一是通过前方治疗，患者的阴虚症状不显了，咳白色

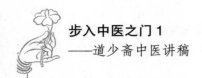

泡沫痰，舌质淡红，苔薄白，脉沉细，痰饮伏肺的症状突出了，"病痰饮者当以温药和之"，桂枝、茯苓、薏苡仁其实为苓桂术甘汤之变方，叶天士常这么用；二是使用激素治疗已久的病，撤激素最易出现阳虚变证，此个人经验，治未病也；三是有怀牛膝为佐，能引火下行，用桂枝对口腔溃疡无大影响，此系配伍技巧。

从第六剂开始，激素就以 2.5mg/周的速度向下减。服方 5 剂，患者口腔溃疡继有好转，咳痰明显减少，患者出现畏寒征象，此乃撤激素出现的阳虚变证。于是在上方的基础上加用仙茅、淫羊藿各 10g 温阳，守方再进。

为什么不选用附片、肉桂呢？一则仙茅、淫羊藿这两味药物可以温补下焦肾阳，治疗阳虚；二则对于免疫性疾病可起到与激素类药物相近的效果，但并没有激素类药物的副作用，对于患有免疫系统疾病的患者，这两味是非常适合的温阳药物。但要注意的是，**使用中药的现代研究成果不能脱离中医的基础理论指导，如果单纯以西医的理论来指导中药的运用，那中药便不是中药了。**

前面我说了一句话：肺与皮毛相表里。此方主要在治肺，肺气宣畅了，不仅可以喘平咳止，而且皮毛、黏膜气血输布就会正常，类天疱疮的症状自然就会得到缓解，此正所谓"治病必求于本"也。

四、支扩并肺部感染——一个使用抗生素 3 个月无效的患者

这是 2009 年春季，我们病房的一个住院患者的治疗实录。

张某，女性，50 岁。患者 20 岁患了支气管扩张，反反复复几十年。患者在 2008 年 11 月因受寒继发了肺部感染，在长沙几所医院反复住院 3 个月之久，用了大量的抗生素，共花费了 4 万多元，一直没能很好地控制病情，仍咳吐大量绿色痰。2 月上旬，患者从西医院出院到我们医院就诊，

当时 X 线检查右肺纹理增粗，右下肺大片模糊。患者不断地咳吐大量绿色稀痰，每日有两大碗之多，气短乏力，右侧胸痛，形寒，二便可。舌质淡，舌体胖，苔薄白，脉沉细无力。

通过对患者的主诉分析，患者反反复复抗炎治疗两三个月，疗效不好，咳吐绿痰，很可能是绿脓杆菌感染，当然需要做细菌培养加药敏了。但患者拒绝，为什么？她说做过好多次，做了也是白做，根据药敏选用的抗生素疗效根本不行，到你们医院来就是为了吃中药治疗。呵呵，患者在西医治疗无效的情况下，把希望完全寄托给中医了。

这样的病例，从西医的角度来说，不使用抗生素违反治疗原则，如果病情进一步发展，患者一反口，可能就有麻烦，所以管床医生还是用上了头孢哌唑酮/舒巴坦钠。患者反复要求不用抗生素，并说这药用过，只要用上几天抗生素，人就感到乏力，有虚脱感，说话都没力气，而且全身怕冷。

医患的意见不统一了，没办法，住院医师只好求救于我。我告诉同事说："患者拒绝使用抗生素，那就不用吧。已经在西医院住院治疗 3 个月，估计我们医院没有的抗生素她都用得不少。中药也有很好的抗菌作用，我们以中药为主帮她试试，静脉用的西药就作为支持疗法吧。"

这位患者中医该怎么辨证施治？当然，必须着眼于整体，不能把眼光只盯在肺部感染上。现在有很多中医，脑子里其实全是西医式思维，碰上这样的病例就只盯局部，可能就会使用一些宣肺化痰，又被现在药理研究证明有良好抗炎作用的鱼腥草、金荞麦之类的中药。要真是这样治疗，那就是只会开中药的大夫了。

言归正传，我们来看看这位患者该如何辨证。先归纳一下症状：咳吐大量绿色稀痰，气短乏力，右侧胸痛，形寒，二便可，舌质淡，舌体胖，苔薄白，脉沉细无力。从这组症状看，患者不仅有痰蓄于肺的局部症状，更有全身气阳亏虚的证候，加上痰涎量多，当考虑寒饮伏肺了，这好像与教科书讲的不一样，教科书里说寒饮伏肺是大量白色泡沫痰。至于痰色与

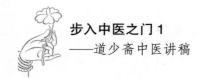

寒热证的鉴别，临床上亦要活看，不可仅从痰色看，要从痰的质、量结合全身情况分析。患者痰稀量多，易咳，尽管色青，亦不可从痰热治。

"病痰饮者当以温药和之。"既然是寒饮伏肺，治疗就当温肺祛饮，首选的方子就是《金匮要略》的苓甘五味姜辛汤，阳气亏虚当佐以温阳益气，故加制附片、红参。用方如下：

红参 5g，制附片（先煎）10g，云茯苓 15g，干姜 6g，五味子 10g，细辛 3g，桔梗 20g，炙甘草 10g。

方以苓甘五味姜辛汤为基本方，加参、附温阳益气，加大量桔梗乃是起宣肺排痰的作用。

患者服药 3 剂，咳痰明显减少，短气、畏寒明显缓解，只是右侧胸痛仍未明显好转。但是患者的信心就来了，查房一见面，就说这中药对症，早知道我就不去西医院了。

患者同时也诉说进食这中药后感到胃部不适，就像吃多了辣椒一样，尤其是进第一剂时明显，后面两剂显得好一些。可以明确患者的胃部不适乃姜、附的辛燥之性带来的，是接着用姜、附还是停用呢？患者显然是典型的阳气不足，去姜、附则温阳力度不够。遂问患者平时饮食习惯，她说平时饮食极为清淡，很少吃姜、花椒一类的调料。从这点考虑，我认为饮食习惯所致。在我从安徽来湖南求学的时候，就有过这样的感受，安徽人饮食极为清淡，湖南人每样菜都以辣椒为佐料，刚来的时候是吃得胃痛、舌痛，解大便肛门灼热疼痛，不到 1 个月，便诸症消失。所以我认为姜、附完全可以继续用，随着用药时间延长，这些症状会自己消失。但为了减少胃部不适，减姜、附用量，加入仙茅、淫羊藿温补阳气。用方当根据患者的体质灵活变通。更方如下：

红参 5g，制附片（先煎）6g，桂枝 6g，云茯苓 15g，干姜 6g，五味子 10g，细辛 3g，桔梗 20g，炙甘草 10g，仙茅 6g，淫羊藿 10g。

患者服第三剂时胃部不适感消失，咳痰进一步减少。5剂后痰色转白。再进5剂，右侧胸痛缓解，偶咳嗽，痰量极少。患者拒绝再静脉用药，要求出院，单用中药治疗，遂用上方带药10剂出院。其后患者一直来看我的门诊，前后二诊，共14剂药，诸症皆失。

呵呵，其后这位患者再生病的时候就只找中医了。可靠的疗效，是我们中医争取患者信赖的关键。

中医药的疗效有时候是很出乎人的意料的，如不亲眼所见，有时很难相信。学中医的朋友们只要敢于实践，也会取得好疗效。问题在于要掌握好辨证，不仅如此，还要对中药的性味归经谙熟于胸，只有这样才能选药精当，随手应效。

这几个病案都是患者不能或拒绝继续使用西药的时候被逼出来的中药疗效，我为什么写这几个病案？目的还是希望大家能在诊余用心研究传统中医药知识。时下很多从事中医药的工作人员实际上是"挂羊头，卖狗肉"，几乎变成了西医的附庸，很时尚的托辞是中西医结合治疗，但是在使用中药的时候，他们认真辨证了吗？可能大部分的人只是随便开一个"大路方"。什么叫作"大路方"？就是按照西医的理论或者所谓的现代中药研究成果拼凑几味药，全然没有中医的辨证思维，最后临床多年所得出的结果就是"中医不科学""疗效不可靠"！

是中医药无效吗？如果真能认真地反思一下，或许得出的结论是他们没学好中医！也就能理解为什么现在流行这么一句话——中医院就是西药治疗加上一剂中药！

第13讲　真的是"急则西医，慢则中医"吗

——改变中医是"慢郎中"的错误观念

在我的专题讲座中，有学友发帖说"急则西医，慢则中医"。我要毫不客气地说，这位学友对中医的认识很肤浅，至少可以说，他对中、西医的优势缺乏正确认识。这种观念不改变，他做不成好中医！

我不想多辩，中医医籍中有大量的危重疑难病的理法方药记载，我希望那位发帖的朋友能够在工作之余进行钻研。

中医真的不能治疗急症吗？先让我们来看看下面一篇文章！

2003年的SARS疫情在广州暴发时，广州普遍采用中西医结合治疗，疗效非常明显。到2003年5月中旬，广州中医药大学第一附属医院治疗50余名患者，无一例死亡，平均退热时间3天，且医护人员无一人感染。而钟南山院士所在的西医院治疗的117名患者，有10人死亡，其中有71名患者接受中医介入治疗，仅1例死亡。也就是说，接受纯西医治疗的46名患者中，有9人死亡。同样值得提及的，接受中医治疗的患者没有后遗症，而接受西医治疗的患者则大量出现肺部纤维化和股骨头坏死。治疗费用对比也极其明显。北京小汤山医院的西医治疗调集了亚洲地区各国的呼吸机，每台呼吸机用完后就被焚烧销毁，仅此一项每人花费即达上万元。广州中医治疗SARS疗效明显，本来应该可以在北京推广。但是，由于SARS后来被定为传染病，按规定患者只能由传染病医院收治，北京各中医院就不能收治患者了。按照西医理论，治疗SARS，需要研制出特效抗生素。然而，在至今仍无特效抗生素的情况下，仍然只允许西医治疗SARS，这就

是非常令人奇怪的事了（韩德强. 中医是怎样被淘汰的. http://ourway.spaces.
live.com/ ）。

再说说我的见闻和临床体会。

一、双黄连注射液治疗附子中毒

受中药剂型的限制，中医在危重症治疗中的地位一直让人质疑。其实
不然，中药静脉注射液的出现大大促进了中药在急危重症治疗中的使用，
这是一个非常了不起的进步！第1讲我说过我的学生使用大剂量清开灵注
射液抢救乙脑的病例，现在我说说附子中毒的抢救是如何使用中药的。

当年我做急诊科主任时，有一次去某市级医院验收重点急诊科建设。
同行的专家有湘雅医院的急诊科副主任肖桂林教授，为什么中医的急诊重
点学科建设达标验收要请个西医专家，大家可能不理解。肖教授早年毕业
于某医科大学，一直从事急诊工作，但他对中医十分感兴趣，后来作为某
全国名老中医的接班人，开始正式跨入中医殿堂。和他交往久了，可以这
么说，我发现我们很多科班出身的中医只能望其项背，此人中医学得极好，
能大段大段地背诵古典医籍。对于三十多岁才开始学中医者诚属不易！请
他实际上是作为中医专家请的。

晚上我和他同住一间客房，我这人很好学，从不轻易放过任何一个能
学习的机会，更何况一个西医大教授和我住在一起。于是我就把临床上碰
到的一些问题向他请教。他的回答很有趣，西医内科的治疗方法就是书上
的，最新的治疗方法你如果用了，没效，就没辙了！你可能想不到，西医
大教授也是不放过学习的机会，他把话题引向中医，和我探讨中医知识，
从中医的古典医籍到临床辨证、用药心得，我们无话不谈，那一夜我们基
本未睡，一直聊到早晨5时。这双黄连注射液治疗附子中毒的经验就是在
那晚听他说的。

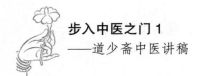

我们知道乌头类植物的有毒成分是乌头碱，口服 0.2mg 即能使人中毒，口服 3~5mg 即可致死。乌头碱经煎煮后，水解成毒性较弱的苯酰乌头原碱和乙酸，苯酰乌头原碱又可进一步分解为毒性极低微的乌头原碱和苯甲酸，煎煮时间越长，毒性越低，经 3~4 小时煎煮，乌头碱基本被破坏。为什么有些医生在临床上敢大剂量使用乌头、附子？诀窍就在这儿！

乌头类中毒的临床症状包括神经系统、呼吸系统、消化系统、循环系统症状，在循环系统，心律失常极为常见，而且也非常难控制。心动过速、多源性和频发性早搏、心房或心室颤动，连阿-斯综合征都可见到。如果你都能正确判断，那你的心电图水平绝对可以。

湖南气候潮湿，民间有一习惯，喜用附子炖鸡温散寒湿，所以附子中毒的事例常有发生。有一次他们急诊科来了一个中毒病例，出现了严重的心律失常，心血管医生多次会诊，未能有效控制，最后没招了，请也不来，值班的医生只好请自己科的主任指导。"看了病历，说实话，我也没办法，该用的都用了，但我不能在下属面前拿不出一点建议来，那我这教授就让人看不起了！"肖教授说。

怎么办？只好从中医入手，附子辛温大毒，其中毒当为热毒为患，从中医治疗原则来说，治热以寒，口服的来不及了，于是他就跑到药房，把所有的能够清热解毒的中药注射液翻看一遍，结果就选中了双黄连注射液。为什么？金银花、黄芩为主要成分，性寒，中医说"治热以寒"，或许能克制附子的辛温之毒。结果怎么样？输下去不到 5 分钟心律就转为正常了，其他的中毒症状也迅速缓解。

当然，一个病例不能说明问题，要能重复才算成功。后来他们对于附子中毒的患者都采取此法，绝大部分的患者都在很短时间内症状缓解出院。

"你要赚钱，别用这方法，因为双黄连注射液太便宜了，但却是附子中毒的特效解毒药。干急诊的医生不要忘了我们传统中医的神奇功效！"

以后每当他在急诊学习班讲解中毒时一定会说这个例子，而每次都会赢得热烈的掌声。

在本书的第 1 版中，我说："我不说这疗法到底有没有效，下次如果学友们碰到附子中毒不妨用一用，别忘了把真实的疗效发到爱爱医网上来。"在近两年的时间里，我收到过学友们 10 余次的电话联系，说其疗效十分可靠。

2009 年 9 月，我们急诊科曾接诊一位 50 余岁的乌头中毒的男性患者。患者以心律失常为主要临床表现，经抢救 2 小时后，病情无明显缓解。后来我作为心内科主任应邀会诊，我提出以此法治疗，先以双黄连 240mg 加入 5%葡萄糖注射液 250mL，以每分钟 60 滴速度静脉滴注，10 分钟未见明显效果。电话向肖教授请教，他建议加大剂量，遂在原输液中再加入 80mg，5 分钟后心律转为正常，其他诸症随之而解。肖氏根据中医理论发明的抢救附子中毒的治疗方法信不诬也！但其可靠的有效剂量仍需进一步研究。

其他如使用大剂量生脉注射液抢救休克、参附注射液治疗心衰等，临床疗效都十分可靠。当然，别忘了辨证选药！

用双黄连注射液治疗附子中毒，是典型地运用中医理论指导临床的范例。西医的大教授利用中药理论解决了附子中毒问题，作为中医药人员你又有何感想呢？

二、木香顺气丸治疗肠梗阻

当今社会把中医药作为良好的保健选择来宣传，或者认为中医是"慢郎中"。现在的很多青年中医对中医缺乏真正的了解，于是乎"人云亦云"，也跟着说中医只能看慢性病。为什么这样？首先是现在的年轻人缺乏临床实践，不敢大胆地运用中医药治疗危重病，再就是当今的民众普遍对中医

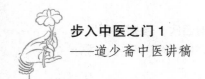

缺乏正确认识，在他们看来用西药抢救失败了，只能说患者的命不好，要是你用中医药为主抢救失败了，他们就不会接受！这就在客观上使得中医更加举步维艰了。

但我要告诉学中医的朋友们，如果你认可中医只能治疗慢性病，你是做不好中医的，而且你会越做越没信心。为什么？举个例子说，像慢性阻塞性肺气肿，患者肺功能都严重受损了，发生了器质性改变，西医没好办法，我就不信你用中药能使肺的器质性改变逆转，能做到的只是改变一些症状。像这样的病你看多了，自然就没有成就感，就会认为中医疗效不行。于是乎，作为中医的接班人，你首先就失去了信心，那就更不用说患者了。

如何树立信心？那就是要敢于把中医药运用于危重疑难病患者，只有这样，你才会在临床的成功中寻找到坚定自己专业思想的支撑点，也就是说你才会对中医的疗效有信心！

其实，在当今医务人员社会、工作环境很差的现状下，你怕用中医治疗危重病给自己带来麻烦，那我告诉你怎么做，对于一些"死马当活马医"的患者，你大胆地用，成功了，你便有名气了，再用患者也就没意见了；失败了，患者也不会对你产生过多非议。

我第一次运用中医药治疗肠梗阻的患者就是一个"死马当活马医"的患者。

当年我在农村的一个小医院工作，一天晚上 8 时，有一 70 余岁的老太太被抬进医院，经过详细检查，我断定是肠梗阻。我告诉患者在场的 4 个儿子，老太太需要手术治疗，我们这儿做不了，赶快转县医院吧。患者的儿子听我说完后，拿出一本病历说，不瞒你说，我们在县医院看了几天了，从那儿回来的。我说县医院为什么不给你母亲做手术？回答是县医院的医生主张手术，但患者已中风 5 年，且遗留有偏瘫，身体状况不行，手术有可能会人财两空。患者的子女听了医生的话认为没治了，就把老太太抬回来了，但又不能直接抬回家，一则要是患者死在家中，村里的人会说他们不孝，白养了几个儿子；二则还有一个小儿子在北大教书，要等他回来给老人送终，无论如何，要保一二天才行。

这就给我机会了，在学校学习的时候老师说过，中医治疗急腹症很有效。于是我告诉患者子女说，既然是这样，我试着治治，希望能把你们母亲的生命多留几天。注意我说话的分寸，依旧给自己留有退路，小心无大错！

怎么治？西药我就只给她用了一组能量合剂，中医我根据辨证予以木香顺气丸，诸位要问，"丸者，缓也；汤者，荡也。"你怎么用丸剂？呵呵，变法，我把丸药改成汤剂了，患者家属没工具煎药，我就给患者煎，我就要看看老师说的话是真是假。

汤药服下去不到1小时，患者开始腹痛加剧，腹中攻窜胀痛，原来消失的肠鸣音活跃了起来。患者家属要求用止痛药，我说等会再说吧，腹痛是气机动了，等气机顺畅了就会自行缓解。服药一个半小时后，患者的儿子告诉我老太太打屁了，呵呵，下面的我就不用说了。

老太太在北大工作的儿子一路悲悲戚戚地赶回，见到老太太安然无恙，没问清楚就对几个兄长大发脾气，说母亲好好的，怎么打电话让我回来给老人送终？当然了，这不能怪他的几个兄长。

其后我在临床上运用中医药治疗急性胆囊炎、重症胆管炎、急性阑尾炎都取得过非常好的疗效。诸位要问，患者放心吗？我告诉你，缺医少药的地方，是最能给我们提供积累经验机会的地方，有了经验，你就有了信心！有了信心，你就会在碰到危重疑难病患者时自觉运用你的中医药知识！

中医药对于某些病的疗效是非常确切的，像20世纪80年代末，甲肝大流行，我日诊三四十号，除极少数非常重的患者外，治疗甲肝我是不用一片西药的，一般2日热退，5日内小便变清。诸位要问什么方？告诉你无妨，《金匮要略》茵陈蒿汤加垂盆草、覆盆草、田基黄为基本方，随症加减。

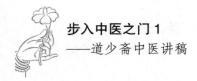

还有像急性肾小球肾炎的患者，基本上就是用中药，很少会用到西药，临床疗效也颇理想。

三、蛛网膜下腔出血昏迷 37 天合并重度肺部感染

这个病例是西医放弃，后由我们中医救活的。

患者尹某，女性，70 岁，既往有高血压病、糖尿病病史。这位患者是我省检察院某局长的母亲。2007 年 11 月 4 日发病，发病的第二天送湖南某医学院附院就诊，经头部血管造影，确诊为蛛网膜下腔出血。当日由该院神经外科行手术治疗。11 月 7 日术后复查头部 CT，与术前 CT 片相比，显示左额叶出现一高密度病灶，考虑为术后血肿。据家属说，进手术室前，患者神志清醒，出了手术室，就一直昏迷不醒，并出现了严重的肺部感染，做了气管切开（当然了，所有的脑外手术都可能出现这种情况，与医生无关）。西医是各类高级抗生素大量使用，病情并没有明显好转。神经外科的医生就建议从重症监护病房转普通病房，普通病房的医生也不愿意接收啊，为什么？这患者是个烫手的山芋，肺部感染说不准还会加重，而且患者可能一二年不能苏醒。重症监护病房的医生只好告诉家属说，这种情况，西医已经没什么好办法了，建议转中医治疗，看看中医是否能创造奇迹。

呵呵，学中医的人一定要记住，尽管西医目前很先进，他们也常常有束手无策的时候。于是家属问神经外科的手术主刀大夫——湖南神经外科的某著名专家，那位专家就说，中西医结合治疗可能会好些，建议不住他们医院。患者问为什么？他说："我们医院的中医不是真正的中医，都是按西医药理来指导中药的运用，要去就到正宗的中医院，去省中医院吧，那是湖南省中医的摇篮。"我所碰到的西医大专家几乎都很认可真正的传统中医，并非社会上流传的看不起中医的看法。

患者的儿子，也就是那位局长，一身便服，来到我的办公室，问我们

中医院以前治过类似的病例没有？我如实地告诉他，没有，但有很多患感染性疾病西医束手无策的患者，通过我们的治疗，获得了成功。那局长便要求我们收入他母亲。通过进一步交流，说明了各种风险之后，患者家属表示理解，说出现任何问题都不找您的麻烦，反正已经是"死马当活马医"了。我说，那你就转过来吧。丑话要说在前面，呵呵。

到12月6日患者转来的时候，已经是术后30余天了。转入的时候呈醒状昏迷状态，也就是说，两眼有时候睁得很大，可对外界刺激没反应。右侧肢体偏瘫，牙关紧闭，喉中痰声辘辘，不断有白色痰从气管插管里向外涌，护士不停地抽吸痰涎。听诊两肺大量的痰鸣音。患者家属说，偶尔还有阵发性抽搐。根据以前的用药判定，是蛛网膜下腔出血继发性癫痫。

这位患者情况真不妙，气管插管、鼻饲管、导尿管、吸氧管、深静脉置管、输液管，都齐了，一个也不差。西药的治疗开了长长的一篇医嘱，无非营养神经、供能、平衡水电解质……都是一些常规的，可以说和患者在医学院附院的治疗一个样。对这种患者，西药没有特别办法，说穿了就是对症处理。

患者肺部感染很重，抗生素不用不行。但对于抗生素的选择，主管医生很担心，和我商量选哪种。为什么？我们现有的抗生素都是西医院用过的，且患者用过的很多进口抗生素我院根本没有，按患者家属的说法，单抗生素一天都是上千元，甚至几千元。查其每日住院清单，前后共使用了50余种抗生素，多是三四种联用。说起来不怕大家笑话，其中有些进口的抗生素我都没听说过，呵呵。没办法，就选我们现有的唯一的一个四代头孢——头孢匹肟吧，挑我们最高级的用吧。其实这药患者早已用过，压根没把抗感染的希望寄托在西药上。

中医怎么辨证？患者痰多而黄白相兼，撬开其口，视其舌质红，苔黄腻，诊其脉滑。按照中医辨证，证属痰热蕴肺、蒙蔽心神，治当清热涤痰、醒神开窍，方以涤痰汤合菖蒲郁金汤加减。处方如下：

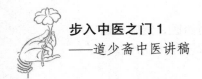
枳实 10g，竹茹 10g，陈皮 10g，姜半夏 10g，云茯苓 15g，菖蒲 10g，郁金 10g，远志 10g，桔梗 10g，前胡 10g，田三七末（冲）3g，芦根 30g，黄芪 30g，浙贝母 10g，白术 10g。5剂。

方以枳实、竹茹、陈皮、姜半夏、浙贝母、芦根清热涤痰；桔梗、前胡，一升一降，化痰止咳；菖蒲、郁金、远志祛痰开窍醒神；脾为生痰之源，故以黄芪、白术、云茯苓健脾渗湿化痰，以杜生痰之源；颅内出血，离经之血便为瘀，故加田三七化瘀。

12月10日查房，患者神志仍不清，痰较前明显减少，痰白而稀，张口呵欠频频，视其舌淡白，苔白腻，诊脉仍滑。陪人诉患者腹泻，为水样便，每日1~2次。改方如下：

生黄芪 30g，白参 5g，云茯苓 10g，白术 10g，石菖蒲 10g，白扁豆 10g，陈皮 10g，姜半夏 10g，郁金 10g，三七粉 3g，制何首乌 15g，当归 20g，补骨脂 10g，骨碎补 10g。7剂。

前方清热化痰，热邪已清。现神志仍不清，痰白而稀，张口呵欠频频，腹泻，为水样便，舌淡白，苔白腻，脉滑。四诊合参，当辨证为脾虚痰盛、痰蒙清窍。故方改参苓白术散加减，健脾祛湿化痰，佐入石菖蒲、郁金化痰开窍，三七化瘀。长期神志不醒，多有虚证夹杂，肾主骨，生髓，通于脑，故佐以制何首乌、当归、补骨脂、骨碎补补肾生髓。

12月17日诊视，患者似对外界刺激有少许反应，牙关已不紧闭，两肺啰音明显减少，仍腹泻。上方继用5剂。

12月22日，入院后经用这中西医联合的方案治疗10余天，患者的肺部感染基本控制，咳痰量很少，两肺几乎听不到多少啰音了。患者对外界的刺激也有部分反应，比如其子站在不同的位置呼唤，患者可以向呼唤声音传来的方向转头，右侧下肢也有自主性肌肉收缩了，也未再发生抽搐，但仍腹泻，每日5~6次。

对于这种患者来说，疗效已经很不错了。但对于是否继续使用中药，患者家属持有异议。为什么？患者转到我院前，每日大便虽溏，但也就一二次，到我院治疗后，每日大便次数增多，多的时候五六次，认为是中药引起的。是吗？怎么办？依我的看法，这次患者腹泻系使用抗生素菌群失调所致，与患者家属交流，家属不太同意这种看法。既然肺部感染已经明显控制，患者气道开放，要想一点痰都没有是很难的，尽管仍有感染加重的可能，这时候我们还是做了大胆的决定，停用抗生素，加金双歧（双歧杆菌乳杆菌三联活菌）、易蒙停（洛哌丁胺）。

12 月 28 日腹泻止，其他病情无明显变化。家属认同菌群失调，同意继续使用中药。患者神志较前好转，呈嗜睡，对外界反应淡漠，仍偶有痰可从插管中吸出。舌质淡，舌体胖，边有齿痕，苔薄白，脉沉细。《伤寒论》讲到"少阴之为病，脉沉细，但欲寐"，加之舌淡胖，边有齿痕，考虑有少阴阳气不足。经曰："阳气者，若天与日，失其所则折寿而不彰""阳气者，精则养神。"故于健脾化痰开窍方中佐用附片、桂枝。

生黄芪 15g，党参 15g，白术 20g，茯苓 20g，远志 6g，石菖蒲 10g，郁金 10g，附片 3g，桂枝 6g，砂仁 6g。

12 月 31 日，患者神志转清，可以根据家属和医生的要求抬起左手，诊视舌苔时可自行张口，可根据要求自行屈伸右下肢，舌、脉无明显变化。

上方加灵磁石 30g，三七粉 3g。5 剂。

2008 年 1 月 4 日再诊，陪人说再次出现腹泻。经反复交流，是经气管插管吸痰时患者闭气出现的少量排便，其他时间无腹泻。神志进一步好转。家属诉说，患者对其女的问话可含糊回答（气管插管未拔出），可以听明白其意，回答基本正确，右上肢肌力好转，可以半握拳。

上方加石榴皮 10g，赤石脂 10g，收敛固肠再进。

1 月 6 日再诊，泻止，可与医交流，只是语言含糊不清。前方再进。

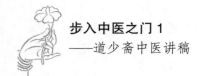

1月12日，患者已可咀嚼、自行吞咽3日，检查已经能配合，对答切题，反应灵敏，已可倚靠。至此，第一阶段治疗可以说是很满意了。

12月16日拔出了气管插管，其后患者步入坦途。

有人说，手术后神志恢复需要一段时间，或者说靠患者自行恢复，何以术后30天不得苏醒？现在有人说，重症感染中医无所作为，此患者又当作何解释？但我认为中药的治疗依旧发挥了至关重要的作用。

在整个治疗中，采用了放音乐、家属呼唤交流（无论患者有无意识）等辅助综合治疗。

住院3个月，患者语言、肢体功能恢复得非常理想。出院时可自行站立，在搀扶下行走，语言、饮食都很正常。

这样的重症病例仅有一例，大家可能认为是碰巧了，很难说明问题。那么接下来我再简要说一个椎基底动脉闭塞综合征合并重度肺部感染的病例。

这个患者是长沙市某银行行长的父亲，男性，70余岁。因突发意识不清、四肢瘫痪入住某医学院附院神经内科，经磁共振血管造影等检查，诊断为基底动脉闭塞综合征。后并发疗重度肺部感染，予气管切开，使用泰能、美平（美罗培南）、万古霉素等多种高级抗生素，未取得明显效果，又并发了真菌感染，后并予肺灌洗治疗，感染仍无法控制。该院痰培养加药敏试验，显示56种抗生素除万古霉素外，余都耐药。但该患者已连用万古霉素10余日，病情未见明显好转。该科主任曾在美国留学，为省内知名神经内科专家，建议家属将患者转入我科治疗。

转入我科前，已在该院重症监护室抢救38天。入住我科时，病情已十分危重，患者神志不清，大量痰液不断从气管插管中涌出。同前面的患者一样，西医该插的管子是一根不少。转入后我们仍以中医辨证为主导，西医的静脉输液作支持。患者入院后一周不到，肺部感染得到有效控制，神志转清。通过近2个月的治疗，病情稳定，拔了气管插管，神志转清，语言、上肢功能基本恢复。不如前例患者幸运的是下肢不能站立，但毕竟救活了。限于篇幅，不再详述诊疗经过了。前述医学院附院神经内科的两位主治医师看过这位患者后，由衷感叹："中医学确有不可思议之处！"

四、成人呼吸窘迫综合征

接下来再说一个成人呼吸窘迫综合征的病例。患者是我们手术室的一个护士，现在还在我院工作。

患者女性，28 岁。2008 年 5 月左右，由于胆道畸形，在我们医院做择期手术，主刀请的是湖南的一位闻名国内外的肝胆外科专家，手术时间 4 小时左右。出手术室 6 小时后开始出现呼吸困难，第二天早晨由于低氧血症持续不能纠正，外科请我会诊。看完所有的检查、心电监护、胸片、血气分析等，我的第一印象是并发了成人呼吸窘迫综合征。告诉外科的主管医生，该医生就紧张起来，为什么？这种并发症死亡率极高，况且是本院的职工，不好交待啊。

当日，也就是术后第二天，那位主刀的肝胆外科专家就及时赶来会诊。呵呵，他比我们的外科医生更紧张，为什么？毕竟他是在外院手术，丢不起这个脸。当时啊，他提出不要用国产抗生素了，用进口的吧。很快，进口的抗生素就调进来用上了。

第三日，病情毫无好转，再度加重，那位主刀的肝胆外科专家便请来了他们医院呼吸科的主任，会诊结果是原诊断成立，当时提议在原治疗方案的基础上加用乌司他丁，这种药可减轻术后肺部的炎性反应。另外加用了大剂量的沐舒坦（氨溴索），每次 300mg，每天 2 次，静脉滴注，这是我第一次看到沐舒坦使用这么大的量。呵呵，见识不够啊，毕竟是学中医的，更不是搞呼吸科的。

由于是本院的职工，而且是年轻的职工，这事引起本院领导的高度重

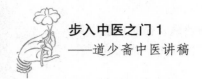

视，发下话来，无论花多少钱，要尽一切力量抢救！湖南某全国知名医院的呼吸内科教授们也很快应邀参加了会诊，诊疗方案再次做了部分调整。

术后第四天，病情仍无明显好转。

第五天下午，患者在使用无创呼吸机的情况下，心电监护显示，血氧饱和度下降到60%左右，心率上升至120余次，病情益发危重。外科再度请我会诊。呵呵，外院的专家不能随叫随到啊！

几天的会诊，病情并不见好转，家属几乎失去希望，接下来的治疗怎么办？我心中没底。为什么？这种并发症我也没有太多的抢救经验。按照一般的做法，可能要做气管切开了，予以有创呼吸。和家属谈，家属只说你们想办法，做不做气管切开，没明确态度。

怎么办？西医疗效不好，这就给我们中医机会了。我心想中医能否对本病有作用呢？这可是一个难得的实践机会。于是告诉家属，西药用到现在，情况一直不好，用点中药吧，同时密切观察，真不行再说吧。家属立即表示同意。人在绝望的时候啊，是我们大胆运用中医药的极好的机会。

从第一次会诊，一直到后面外院的教授多次会诊，不管有没有请我，我每次都到了，为什么？因为这病我治得少，有这样的学习机会，我是不会放过的。因此，患者的病情我了解得非常清楚。

从一开始会诊，患者就告诉我，呼吸憋闷，总感到提不上气，唯恐一口气上不来就死了，同时感到全身无力，极度疲乏。其后，由于低氧血症，心率一直在100次以上，患者一直诉说心慌得厉害。再查，患者全身汗出不止，视其舌淡红，苔薄白，脉细数而无力。于是断为手术耗损正气，以致宗气亏虚。为什么这么断定？宗气亏虚的诊断要点，请学友们参考本书的有关章节。于是把升补宗气作为基本大法。用方如下：

白参10g，生黄芪60g，升麻3g，柴胡5g，桔梗10g，山茱萸30g，麦冬10g，五味子10g。1剂。

下午 5 时，家属将此方浓煎好，喂服第一次，夜间再服二煎。

本方以升陷汤升提宗气，合生脉散益阴补气，汗多必致阴伤气耗，更加大剂量山茱萸以固脱。

次日，查完房后，我去看患者，大大出乎意料的是，心电监护显示，血氧饱和度已高于 93%，家属非常高兴，于是告诉家属，原方再进 1 剂。

当天下午便撤了呼吸机。其后第三天出院，时仍见周身乏力、头晕、多汗，再求方，以补中益气汤加麻黄根、浮小麦、煅龙骨、煅牡蛎等，未再使用西药，十数剂而症平。

这位患者最后病情逆转的关键因素是什么呢？我的看法是中药起了关键性的作用，为什么？在西药未能改善病情，且治疗方案未加更动的情况下，患者病情得以迅速好转，摆脱危险，可以说中药的功劳是万万不可谋杀的。

中医能治危重症吗？我看能！

关于中医药治疗急危重症的成功案例，在众多医籍中是比比皆是，希望热爱中医的朋友能用心地探讨研究，以提高个人的临床技艺。

中医不仅对于一些慢性病，而且对于一些急危重病都有着可靠的疗效，关键在于我们：

1. **要有信心，不要人云亦云，还没实践就臆断中医只能看慢性病。**

2. **要努力提高自己的中医临床水平，在危重疑难病辨证中能做到准确辨证，合理组方。**

3. **大胆实践。**

第14讲　"炎症"并非皆"热证"

——浅谈中医药在感染性疾病运用中的误区

可能大家一提到感染性疾病，就会想到西药的抗感染治疗。在病房工作过的同志可能知道，特别是西医院转到中医院求中西医结合治疗的感染性疾病患者，很多患者由于长期抗菌，伴发了真菌感染，或肠道菌群失调，西医的治疗都是针对细菌，有细菌感染，就要抗菌消炎，忽视了人体自我免疫功能的调节，既"治"了病，也"致"了病！

前面我说过中医的治疗关键在于平衡阴阳，有是证用是药，最后达到阴平阳秘，这和感染性疾病（常常说是什么炎症）有什么关系？感染性疾病最常用的治则是清热解毒，这话是对的，但不要忘记，就中医外科来说，有消、托、补三大法之分，为什么？疾病的阶段不同，人体的气血阴阳存在着不同的病理变化，所以呀，还是最强调辨证施治，尤其是要把握人体的正气，即阴阳气血的盈亏。

下面通过几个病案来加以讨论。

案1　对口疽

这是我学生时跟随老师诊治的一个病例。

某患者，男，60余岁。患糖尿病多年，3个月前患对口疽，也就是项后发际处患蜂窝织炎，经西医抗炎治疗未能控制，溃后疮口不敛，有少量干燥脓性分泌物，疮口干红，疼痛难忍。舌质红，少苔，脉数。

首诊老师要我开方，上课时老师说过清热解毒药有良好的抗炎作用，遂予五味消毒饮加减，服方 10 剂，患者症状未见明显好转。

二诊，老师予知柏地黄汤，服方 7 剂，疮口红活，有收敛之象，服方 20 余剂，疮口得平。

这医案大家从中看出点什么？按大家的想象，清热解毒的力量应该是五味消毒饮比知柏地黄汤强，可能还有人会问，就连外科书上也没有用知柏地黄汤治疗对口疮的说法。别急，我们来慢慢分析一下。

糖尿病患者并发感染，西药抗菌效果不好，这是众所周知的事。糖尿病在中医属"消渴"的范畴，其病机特点是阴虚火旺。足少阴肾经"贯脊属肾"，足少阴肾经与足太阳膀胱经相表里，足太阳膀胱经"还出别下项……夹脊抵腰中"。患者肾经阴火沿肾经与足太阳膀胱经上冲，客于项部，损肌化腐为脓，发为对口疮。其病机属虚火。五味消毒饮是针对实火来的，故使用五味消毒饮效果不好。知柏地黄汤则是针对肾经虚火，滋阴降火，故其取得效果也在情理之中了。

由此可见，即便是炎症，也当注重阴阳的平衡，分清虚实，**有是证用是药，千万不能陷于炎症必用清热解毒的误区不能自拔。**

案2 骨髓炎

这个病例也是我学生时所见的。大家可能会问，道少斋主人你会看病不？怎么都说别人的案子，不说自己的。呵呵，不是这样的，凡是给大家讲的医案都要有代表性，所以还是接着说一个别人的案子。

这个案子是我跟随皖南外科名医徐少鳌开门大弟子肖波医师学习时亲眼所见并记录的。一肥东县 14 岁小孩患右胫骨骨髓炎年余，多处治疗，病情未能控制，花费颇多，家中已经变卖了住房。最后 X 线片显示有大量死骨，窦道也常有小块死骨排出，安徽省立医院告诉家属只能截肢了。家属不死心啊，终于打听到皖南有个名医叫徐少鳌，看外科疑难杂症极有水平，于是就千里迢迢来到皖南名城芜湖，到了中医院一打听，徐老中医早

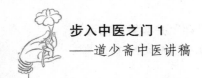
去世了。患者家属绝望了，在挂号大厅就嚎啕大哭。有热心人告诉他徐老中医去世了，但他还有门人在，可以找他的门人试试，于是就找到了肖波医师，当时我就跟着他抄方。

患者已不能站立，下肢肌肤发暗，窦道口流出清稀脓液，无臭味，面色苍白，四肢不温，已是五月，还穿着夹袄。舌质淡，苔白，脉细弱。看完病，肖老师开了个阳和汤。呵呵，大家可能就明白了，温阳通络散结。效果如何？服方 30 剂，患者气色红润，窦道口无死骨排出，变得红活起来，3 个月窦道口收，X 线片显示已无死骨，患儿能慢慢地自己走路了。后来小孩的父亲来到医院，一进大门，就跪着举着一面锦旗，是一步一叩头地送到外科诊室。

这个病案我不加以分析了，大家复习一下阳和汤的功效、主治，可能就能明白。要是在现在，可能大家不会这样去做。为什么？有炎症了，当然就要清热解毒，现在的中药药理研究证明，清热解毒药多有良好的抗炎作用。可是你别忘记，**中医的精髓是辨证施治，违背了中医的准则，盲目地跟从西医或所谓的中医现代研究成果去用药，可能就会误入歧途。**

这个病你要是用清热解毒药，效果会这样吗？我想，对中医有所认识的人，可能会给你一个明白的答案。重新学习一下中医外科的消、托、补三大法，你肯定会有新的认识。

案 3　大叶性肺炎

前面说了我跟老师所见的病案，现在我说说我自己诊治的病案，要不大家就真的认为我就是个口头的临床教师了，呵呵。

这是 20 年前我在一个边远地区看的患者。患者 70 余岁，发热恶寒，咳嗽，咳痰黄稠，咳吐不爽 3 天入院，当时是舌质红，苔黄，脉数。X 线片显示为大叶性肺炎。农村条件差，老百姓没钱，怎么办啊？用点青霉素，320 万单位，静脉滴注，每日 2 次。当时我们那里有上级医院来指导工作

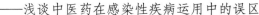

的主治医生，看了我的医嘱说，你会把这患者看死。你说，这话你听到是什么滋味？那时我年轻，刚从学校毕业 2 年，初生牛犊不怕虎，我才不信他的呢！一边用西药，一边开了个麻杏石甘汤。2 剂，体温从 40℃下降到 37.8℃，可是这 37.8℃的热接下来 3 天就是退不了，患者没钱了，就要出院。我就给患者开方，当时患者口干，不思饮食，低热，咳嗽痰少，难以咳出，舌质红，无苔，脉细数。给患者开了个益胃汤，当中并没有加任何苦寒泻热的药物。患者带方出院，没有再用任何抗菌消炎药，服方 3 剂，第四天患者来复诊，说吃完药食欲就来了，热也退了，精神头也来了。呵呵，或许你不信。《外感温热篇》说得好，热病"不耗肾阴，必伤胃液"，你实践了，你就知道了。大家在学习《温病学》的时候都知道保护胃阴的重要性，真到了临床，有几人能做到？！这患者最后就是养阴益气，病就痊愈了。总共不到 50 元钱，当然是那时候的钱了。要是现在，一个大叶性肺炎你就用 5 天青霉素，还是老年患者，你敢吗？你绝对不敢这样做！

　　某月，我们病房从骨伤科转来一支气管肺炎的患者，是个肺胃阴虚型，在骨伤科病房什么抗生素都用了，治疗了十几天就是无效，不思饮食，发热不退。到了内科，抗生素比骨伤科用得少多了，但给患者加了个益胃汤加鱼腥草、芦根的中药方。第三天患者热退思食，调理 1 周就出院了。你说这是中药的效果，还是西药的效果？可能众说不一，我认为中药起了极大的作用！

　　我曾治疗过一个支气管肺炎的患者，胸片显示右上肺大片模糊阴影，患者入院后经抗炎治疗 2 周，临床症状和胸片对比，病情毫无好转。管床的医生请我会诊，在详细问诊后，我开了个苓甘五味姜辛汤加黄芪、仙茅、淫羊藿，倘若按照"炎症"系"热证"的观念来看，这辛温之方是万万用不得的。当然了，我是按中医的辨证施方的。患者都有哪些症状？起病 20 天以来，肢寒畏冷，不发热，倦怠，动则咳吐白色泡沫痰，量少，舌质淡，苔薄白，脉沉细无力。很显然，这是一个肺气虚寒的病例，所以予苓甘五

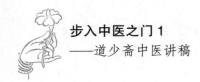

味姜辛汤温化痰饮，佐入仙茅、淫羊藿温阳散寒，"动则耗气"，动则咳，加黄芪益气。加用中药后病情迅速好转，1 周后出院，继续服用中药，未再使用抗生素，疾病渐以痊愈。

我举这个例子的目的是告诉大家，中医对于热病的治疗是有自己特色的，不要只相信西医的抗菌治疗对炎症才有效果，更不能把中医的清热解毒和西医的抗菌消炎等同起来！用中药，只要你辨证正确，同样会取得理想的效果。治疗上不要把"炎症"均当作热证，有人说"炎"是两个"火"加在一起，只有清热泻火才是正治，要是这样，你是个庸医无疑了！

案 4　流脑

呵呵，大家一看这病案的题目可能就有点不信了，若是我说完了，你就信了。

这是我的硕导看的病，那是好多年前的事。一 15 岁的小孩，患流脑在省内某医院住院 1 周，患者就是昏迷不醒，高热不退，汗出热而黏手，面部有一层垢。西医治疗无效，有人告诉其家属，找找中医吧。有人就介绍我的导师，诊察患者，撬开患者的口，见舌质红，满口白苔，脉细数。当时我的导师就开了个方。诸位可能会问，患者昏迷不醒怎么服药啊？呵呵，患者插有胃管啊。第二天患者醒来了，他的主治医生和病房主任都感到吃惊，为什么呢？他们告诉患者家属，没希望了。醒来了，当然要问，问了，这主任带着主治医生来到了我们医院，找到我的导师，要求传授此方。我的导师要我拿出方剂书来，翻到甘露消毒丹，递给来者，就此方尔！试问这甘露消毒丹中有几味药是清热解毒的？

无独有偶，我们这儿全国知名的熊继柏教授，在一次讲座中提到，有一次他到贫困地区支边，在某县医院会诊一 6 岁乙脑患儿，6 天昏迷不醒，诊治完毕，开了个菖蒲郁金汤，未加任何现代研究证明能抗病毒的中药，如板蓝根、大青叶、贯众等。开完方，老教授挠头了，怎么服进去啊？还是病房的护士长说了，老教授，开方是你的事，服药是我的事，鼻饲！呵呵，第二天，患儿就清醒了。当地的西医对熊老教授是佩服得五体投地。老教授每谈及此事，就说，还是要吸取点现代的东西，要不我的方再好，也没办法喂进去。当然了，这菖蒲郁金汤是起了重要作用的，中西医各有所长，取其善者而用之！

举这两个例子同样是告诉大家，中医的治疗关键在于辨证施治，有是证用是药！

不要把中医的清热解毒药和西医的抗生素等同起来，中医对于炎性疾病的治疗同样要讲究辨证施治，离开了辨证施治，想取得满意的临床效果是不可能的！

"炎症"不等同于"热证"，希望所有从事中医的青中年朋友们跳出这个圈子！这一讲和以前一样，我没做深层次的中医理论分析，希望大家通过我所说的病例能悟出点东西，诚能如此，我心足矣！

第 15 讲　正确看待中西医病名对照

——浅谈西医辨病与中医辨证的差别

当今青中年中医在临床运用中医药治病时，常常是首先考虑西医是什么病，或者是根据西医的检查结果，然后按图索骥，在中医书中寻找相关对应的病证，再予以对照进行开方。为什么会这样？因为我们的老师上课时就是这样教我们的，糖尿病=消渴，肺胀=肺心病，肝硬化腹水=臌胀，胸腔积液=悬饮……诸如此类，举不胜举。

有人会问，你这样说是你个人的观点，为什么国家还出《中医临床诊疗术语》作为标准呢？我可以告诉大家，这项成果在中医界是很有争议的。很多中医名宿持反对意见，因为它会误导青中年中医走入一个误区，那就是辨证必须以辨西医的"病"为前提，最后的结果是让中医的辨证自我屈从于西医的辨病。于是乎，中医治病的最大法宝和精髓——"辨证施治"便慢慢地在后学者的心目中淡化了！

有这样一则笑话，这个国家标准出台后，在一次面向全国推广的培训班上，有人问讲台上的教授，一个西医病对照一个中医的病名，西医的病有上万种，能不能找出一万种中医的病名相对应呢？还有西医说空调综合征，中医叫什么啊？台上的教授语塞。

无独有偶，在我们病区的一次病案讨论中，有个青年医生根据《中医临床诊疗术语》，将西医的慢性肾盂肾炎对应地下了个中医的病名，叫"肾着"。当时有一精通《金匮要略》的教授立即指出："'肾着之病，其人身体重，腰中冷，如坐水中……病属下焦，身劳汗出，衣里冷湿，久久得之，

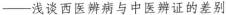

腰以下冷痛，腹重如带五千钱，甘姜苓术汤主之。'指的是寒湿客于经脉所致的寒湿腰痛，当属'痹证'范畴。此患者以尿频、尿急、尿痛反复发作为主症，当属'淋证'范畴，怎么能叫'肾着'病呢？"管床的医生说："国家标准这么定的。"呵呵，那教授摇了摇头，也是语塞了。

　　或者有人会问，中医也辨病，而且中医辨病有几千年的历史了，《金匮要略》不都是讲某某病脉证治第几篇吗？这话说得很正确，但前提是你对中医病的认识正确吗？举个例子说吧，中医的"水肿"，其实它是一个症状的名，中医为什么拿出来作为一个病名？那是因为不管什么原因引起的水肿，按中医的理论都能找到辨证施治的共同规律，或为表，或为里，或为虚，或为实，以阴水、阳水可以简单地分类。西医的水肿原因很多，常见的为心源性、肝源性、肾源性，你不能机械地说心源性水肿就等于中医的心水，为什么？心源性水肿形成的病因很多，扩心病、冠心病、肺心病等导致心衰时均可见到，而按照中医的辨证，这一个病可以出现多个证型，而多个病又可以出现同一个证型，于是就有了同病异治、异病同治。西医呢，是一个病一个治疗指南、一个规范。中西医病名对照了，就把中医的思路引向了西医治疗的教条化。于是乎，学习中医的人啊，就希望能找到治疗某病的特效中药方，全然不再记起"证"是中医治病防病的出发点，还谈什么中医的精髓——辨证施治！

　　请喜爱中医的朋友们一定不要忽视了**中、西医"病"的内涵是不一样的，二者是不可以画等号的！**

　　中西医病名对照最大的弊病就是造成古今病名的混淆，必将给后学者制造极大的学习障碍，甚至误导他们对中医古籍的正确理解，也必将阻碍中医药的继承和发展。

　　在病房工作过的人都知道，中医现在的病历就是这样，下一个西医的诊断，就必须给出一个中医对照的相关诊断。说实话，在临床操作中很困难，有很多西医的疾病由于临床表现的不同，很难给出一个贴切的中医诊

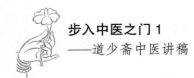
断来。比如说西医的神经官能症，根据临床表现不同，中医可以辨病为心悸，也可以为不寐、脏躁、郁证等。这还不是最重要的，最重要的是这个诊断常常误导中医的临床辨证思路，从而导致理法方药的错误。

下面说两个这方面的典型病案，都是冠心病同时有胸腔积液的，接着再说一个顽固性心绞痛的病例。希望喜爱中医的朋友们读完后能从中吸取一些教训，正确看待中医规范化研究的"成果"——中西医病名对照规范。

案 1

这是一个 80 岁的老年男性患者，胸闷气促反复发作 10 余年入院，常因劳累而诱发，近一年常在夜间静息状态下发作，每次发作持续时间 3 ~ 5 分钟，含服硝酸甘油可缓解。长期服用硝酸甘油、欣康（单硝酸异山梨醇酯）、肠溶阿司匹林，病情尚稳定。近一个月来，不能平卧，动则气促，胸闷，呼吸不畅。入院时高枕卧位，呼吸稍促，咳嗽，咳少量白痰，纳差，大便溏。舌质淡，苔薄白，脉细弱。查体：呼吸 24 次/分，脉搏 82 次/分，血压 138/70mmHg，颈静脉不充盈，左中下肺呼吸音消失，叩诊呈实音，右下肺呼吸音减弱，心界不大，心率 82 次/分，律齐，未闻及瓣膜杂音。腹软，无压痛、反跳痛，肝脾未触及，双下肢轻度凹陷性水肿。心电图示：Ⅰ、Ⅱ、V_1、V_2 ST 段斜行下移，胸片示左胸中等量积液，右胸少量胸腔积液。患者 6 年前因上额窦肿瘤做过手术和化疗，近期常鼻出血。入院诊断：①冠心病，心绞痛，心功能 3 级；②胸水查因，心衰？肿瘤转移？中医诊断：①胸痹；②悬饮。

这儿为什么下个胸水查因？我们说冠心病心衰虽可见到胸腔积液，但一般是右侧比左侧多，左侧多于右侧有时候不好解释，况且患者有上额窦肿瘤病史，现在又反复鼻出血，只是有些检查患者及其家属拒绝做，所以难以明确。

现在我们来看看治疗方案，西药治疗予以欣康、肠溶阿司匹林、倍他

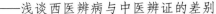

乐克等口服，静滴硝酸甘油等。中医辨证：先辨证为胸痹之气虚血瘀，予补阳还五汤益气活血，加桑白皮、葶苈子泻肺利水，治疗半个月胸闷气促无明显改善。改从悬饮治疗，予以苓桂术甘汤等方治疗月余而无效。这患者就是不能平卧，动则气促，而且由于服药过久，胃口日差，每日进食很少。复查胸片，胸腔积液没什么改变。家属不干了啊，说到医院这么久，没见到任何效果，意见就大了。

好了，现在我们来看看这个病案的前期治疗犯了什么错误？犯的就是典型的以中西医病名对照进行治疗的错误，冠心病＝胸痹，胸腔积液＝悬饮。

先从胸痹治疗无效，为什么？胸痹怎么说？《金匮要略》说："夫脉当取太过不及，阳微阴弦，即胸痹而痛""胸痹之病，喘息咳唾，胸背痛，短气，寸口脉沉而迟，关上小紧数。"所以中医的胸痹是有胸痛、短气这一主症的，该患者入院时并无胸痛，只是以不能平卧、动则气促为主症，兼有下肢水肿、纳差、便溏、舌质淡、苔薄白、脉细弱等症状，主要表现为脾虚湿滞的证候，并无典型的血瘀征象，为什么辨出个胸痹气虚血瘀来，就是受了西医的影响，西医说冠心病就是冠脉狭窄或痉挛所致，血供不好，中医书里现在都说心血瘀阻是胸痹的共同病机，这是从西医学来的观点。胸痹的病机是什么啊？阳微阴弦啊，说的是胸阳不振，阴邪乘袭阳位。从中医角度讲，辨病不对，辨证也不对，所以效果就不好。

当你把中西医病名进行教条地对照，并在辨证时受其束缚，你也就不能正确地运用中医的辨证思维了，开的中药也就在无意中脱离了中医的辨证施治轨道了。

"饮后水流在胁下，咳唾引痛，谓之悬饮。"悬饮有时候临床症状确实与胸腔积液有相似之处，但也绝非只有苓桂术甘汤一法，为什么？虽说"病痰饮者当以温药和之"，饮为阴邪，易伤阳气，或阳气亏虚，气化失司，津液易代谢失常，聚而为饮。但在临床上，饮之形成非只有阳虚饮停，大凡肺、脾、肾功能失常，津液输布代谢障碍，均可导致水停为饮，当合四

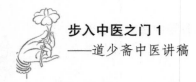
诊而参，治疗宜谨守病机。

现在我们来看看患者的主要症状：高枕卧位，短气，动则气促，少气懒言，不思饮食，进食很少，便溏，每日 3～4 次，下肢水肿，舌质淡，苔薄白，脉细弱。

分析一下，大家就看这组症状，不要考虑西医的胸片、心电图检查，很容易就知道这是脾虚湿滞的症状，那又为什么会出现短气、动则气促呢？前人说得好，"脾气一虚，肺气先绝"，脾气虚到一定程度了，肺金失养，最易出现的就是短气、少气懒言、动则气促等肺气亏虚的证候。大家在临床上用心观察，定会有所心得。不思饮食，每日进食很少，便溏，每日 3～4 次，下肢水肿，均为脾虚运化失司的典型症状。既然是脾虚湿阻，当然是健脾化湿，同时有肺金不足，当培土以生金，所以选方以参苓白术散最为适合。药用：

白参 10g，生黄芪 60g，茯苓 30g，薏苡仁 30g，白扁豆 10g，陈皮 6g，砂仁（后下）4g，桔梗 10g，肉豆蔻 10g。

关于这个方子的方解，大家都在《方剂学》中学过，我就不解释了。值得一提的是，脾虚湿阻，我喜欢用大剂量的黄芪配茯苓、薏苡仁健脾祛湿。治疗就从脾胃入手，先健中州，俾气血健旺，脏腑也就各司其属了。西药治疗基本未动。

患者服方 5 剂，饮食大增，腹泻止，精神明显好转。家属就不再闹了，取信患者的最好的手段就是临床效果。其后的治疗很配合，15 剂，双下肢水肿尽消，可以平卧，动则气促症除。复查胸片，右侧胸腔积液基本吸收，左侧减半。30 剂，右侧胸腔积液完全吸收，左侧仅肋膈角稍钝。可以说疗效非常理想。

有人说，既然不要西医的实验室检查参与中医的辨证，那还有必要检查吗？当然有必要，医学在进步，西医学的检查手段对于明确病情、判断疗效是很有帮助的。这位患者服用中药后，临床症状好转了，胸片显示胸腔积液也逐步吸收，这就可以肯定中医的辨证思路是正确的，而且让患者看到真正的、客观的、最直接的临床效果，对我们医生是非常有好处的，现今社会医生难做啊！

从后期治疗来说，完全没有受到西医的冠心病、胸腔积液诊断的影响，就是完全从中医的角度出发，四诊合参，诊断出一个脾虚湿滞的证候，仍旧使用相同西药，疗效却大相径庭，可以说后期的病情改善参苓白术散是起了至关重要的作用的。不让西医的诊断干扰中医的辨证思维，是取得中药良好疗效的关键所在。

案 2

我在爱爱医网站发了一系列有关中医学习的文章，有喜欢中医的朋友看过我的文章后，不远千里来到我这儿学习。下面这位患者就是他和我共同管理的患者。

患者石某，男，83 岁，因反复阵发性胸闷气促半年，加重 1 周余入院。患者于半年前开始出现阵发性胸闷气促，无明显诱因，每次发作持续 3～5 分钟，经休息可自行缓解。曾在当地医院就诊，经心电图等检查确诊为冠心病，经治疗后症状有所缓解（具体用药不详）。1 个月前上述症状发作较前频繁且加重，胸闷气促，不能平卧，小便失禁。经在当地治疗，病情未见好转，来我院就诊，遂被收治入院。时症见：胸闷气促，难以平卧，心悸心慌，短气不足以息，动则加剧，自感心气要脱，咳嗽，咳白色黏稠痰，纳差，小便失禁，大便 5 天未解。

既往有高血压病史，血压最高 220/110mmHg，服用降压药物治疗，控制尚可，有慢性支气管炎病史，吸烟史 40 余年，现已戒。

查体：体温 36.7℃，心率 84 次/分，呼吸 24 次/分，血压 130/80mmHg。神清，精神差，端坐呼吸，舌质暗淡，苔白，脉细结代。口唇轻度发

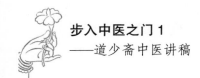

绀，颈静脉不充盈，肝颈静脉反流征阴性。桶状胸，左胸膨隆较右侧为甚，肋间隙增宽，双肺呼吸音低，双下肺可闻及湿性啰音，心界不大，心率 85 次/分，律不齐，可闻及早搏心音，未闻及瓣膜杂音，腹部体征阴性，双下肢轻度凹陷性水肿。

血常规：红细胞计数 $3.43 \times 10^{12}/L$，血红蛋白 128g/L，血小板计数 99 $\times 10^9/L$，白细胞计数 $4.1 \times 10^9/L$，中性粒细胞 0.67。

心电图：完全性右束支传导阻滞；左前分支传导阻滞；多发性多源性房性逸搏；交界性逸搏；T 波改变；左房负荷增加；左室面高电压。

胸片：两肺纹理增多、紊乱、模糊，肺野透亮度增高；左下肺野可见片状模糊影，边缘不清，密度不均，双肺门不大，心影稍大，左心缘向左下扩大，双侧肋膈角变浅变钝，以右侧明显。双膈面低平，显示欠规整。

心脏彩超：RV 22mm，LV 53mm，LA 35mm，PA 23mm，RA 31mm，AO 31mm，EF 39.3%，FS 19.4%。

入院西医诊断：冠心病，心绞痛，心律失常，心衰Ⅲ级；原发性高血压3级（极高危）；慢性支气管炎；慢性阻塞性肺气肿。中医诊断：胸痹。

这位患者是在那位学生晚上值班时住进病房的，当时啊，他就按照常规的西医处理，予欣康、肠溶阿司匹林、尼群地平、维生素 B_1 等口服，静脉予以硝酸甘油 5mg 静脉滴注，未做其他治疗。

第二日上班，他请我查看患者，查完房接下来我们共同讨论治疗方案，他以开玩笑的口气对我说："教授，你说心衰中药治疗效果好，这位患者你能单用中药治疗吗？"我没直接回答，反问他，你说患者是什么证型？如何辨证用药？他说当属心气虚衰，治当补益心气，用全真一气汤吧？大概是他读过我以前在网上发表的文章，说全真一气汤治疗心衰的效果好，所以说到心衰，就想到我说的什么方治疗心衰效果好的话了。

由于目前西医的病名易于为读者接受，所以写书写文章的人在讨论中医的时候，常常把西医的明确诊断写出来放在讨论的前面，很多人读完了，

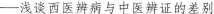

就只记得什么方治疗西医的什么病好，却忽视了文中中医辨证施治的讨论。产生这种情况的原因有两种，一是中西医病名对照误导了青中年中医，在他们对中西医诊治疾病的特点缺乏了解的时候，容易认为某一病中医某方治疗效果好，再来了相同的患者，就依葫芦画瓢，全然不明了中医"因人、因地、因时"辨证用药是取得疗效的关键；另一种原因是青中年中医不能严格要求自己，通过刻苦学习掌握中医辨证的精髓，总希望走捷径，按照中西医病名对照的原则，寻找所谓的奇方、妙方。其结果是什么？就是临证数载看不到中医的真正疗效，慢慢地对自己的专业失去了信心，没有了兴趣。

我开了个升陷汤，然后告诉他，除了口服的西药外，停用静滴硝酸甘油，只予黄芪注射液静滴，暂时不要用速尿、西地兰之类，密切观察病情变化。对这个 83 岁的Ⅲ级心衰患者来说，停用了强心、利尿、扩血管三大类抗心衰的药物，在目前这种医疗环境下是有相当风险的。我为什么这么做？我说过，学好中医的关键，就是要对中医有信心，我不能让这千里求学的学生对中医的疗效产生怀疑，那样就会动摇他的中医信念。当然，前提是我也是有把握的，并不是拿患者冒险。处方如下：

白参 10g，黄芪 30g，升麻 3g，柴胡 5g，知母 10g，桔梗 10g，山茱萸 30g，紫菀 10g，款冬花 10g，丹参 20g，怀牛膝 20g。4 剂。

服药的第二天，患者胸闷气促就有明显好转，大便通畅。第四剂服完，胸闷气促基本缓解，已能平卧休息，但在活动后仍会出气不赢（动则短气不足以息），咳嗽较前减轻，痰白少黏，纳增，寐安。小便有尿意后，能有一定程度的控制，但未走到厕所就尿在裤中，大便正常。舌质淡红，苔薄白，脉沉细。转方如下：

生黄芪 30g，参须 10g，升麻 3g，柴胡 5g，山茱萸 20g，覆盆子 10g，紫菀 10g，款冬花 10g，怀山药 30g，益智仁 10g，金樱子 10g，乌药 6g，

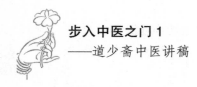
菟丝子 10g。

以此方守方治疗半个月，患者无明显胸闷气促等不适，能平卧，偶咳少痰，纳寐可，小便能自控。查体：呼吸 18 次/分，脉搏 72 次/分，血压 120/60mmHg。颈静脉不充盈，双肺无明显干湿啰音，心率 72 次/分，偶可闻及早搏音，无明显病理性杂音，双下肢不肿。胸片示双侧胸腔积液完全吸收。

患者出院了，我问那学生这患者是口服西药的效果呢？还是中药的效果？他说是中药的效果。我想大凡对这几味西药药理有了解的朋友都会得出这个结论。我又问他："中医能治重病吗？"他说："能！我没白来！"这是个小插曲。

但我要提醒大家思考的是，倘若这患者不讲辨证施治，用西医的思维，按图索骥般使用心衰效方全真一气汤能取效吗？现在让我们一起来分析。

首先，我们看看全真一气汤的组成和功效。该方出自明末清初冯兆张《冯氏锦囊秘录》，全方由熟附子、人参、麦冬、五味子、熟地黄、白术、怀牛膝组成。冯氏认为患久病重病，必脏腑牵连受累，以脾肾最为吃紧，曰："脾肾阴阳两虚，上焦火多，下焦火少，脾阴不足，肾阴虚损。盖少阴脏中，重在真阳，阳不回则邪不去；厥阴脏中，脏司藏血，血不养则脉不起。故用此以使火降，水土健运正常，精气一复，百邪外御，俾火生土，土生金，一气化源，全此一点真阴真阳，镇纳丹田，以为保生之剂而已，即名之曰全真一气汤。"由此可见该方适用于脾肾阴阳两虚之危重症，其脏腑定位在脾肾，尤以肾阴肾阳两虚为关键。

再来看看这位患者的证候：胸闷气促，难以平卧，心悸心慌，短气不足以息，动则加剧，感到心气要脱，咳嗽，咳白色黏稠痰，纳差，小便失禁，大便 5 天未解，舌质暗淡，苔白，脉细结代。参照前面我所说的大气下陷的辨证要点，大家很容易就能看出此患者脏腑定位在心肺，其病机关

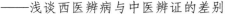

键在于心肺气虚，宗气司呼吸以贯心脉，心肺气虚治当大补宗气，所以选用了升陷汤。或云咳嗽、咳白色黏稠痰当有痰阻，但肺气虚，气不布津，亦可聚津为痰。肾司二便，或云小便失禁，大便 5 天未解，当责之下焦肾之亏虚，封藏失职。但大气下陷，固摄无力，小便亦可失禁。肺与大肠相表里，上焦肺虚，宣畅不能，下焦亦闭，亦可有便秘，故有治便秘宣上以通下之法，前人说桔梗、紫菀可以通便即从此来。舌质暗淡，系宗气亏虚，不能贯心脉以行血，血有瘀阻之象，故方中佐入丹参一味活血以通心脉。

第二首方只是在前方中合用了缩泉丸加菟丝子以益肾固涩，勿需做更多分析，依旧是把升补宗气放在首位，大家稍加思考就能明白。

现在请大家回想一下，前面我所说的心衰医案所用的方剂有几首？有桂枝加厚朴杏子汤、小青龙汤、真武汤、升陷汤、全真一气汤……这些方子在方剂学中分类不同、组方不同、功效不同，但治疗心衰都收到了满意的效果。倘若按中西医病名对照的方法去开方，当你面对一个心衰的患者，面对这众多的有效方剂，我想你一定会感到无所适从！

辨证施治是中医取得良好疗效的不可动摇的基石，决不可抛弃！

案 3

接下来我们再接着说一个顽固性心绞痛的治疗经过。这是个 70 岁的女性患者，患冠心病 5 年，一直以西药治疗，心绞痛时有发生。入院的时候，患者的心绞痛发作频繁到什么程度呢，只要稍一运动，心绞痛就发作，发作的时候以左半边整个胸部、左上肢疼痛不可忍受。这位患者的爱人在我科治疗，于是他也住到了我们科。人性化管理，我们把这老两口单独安排了一个病房。

入院的时候，患者心电图表现为：房颤，左束支传导阻滞，室内差异性传导，多发房早、室早。心脏彩超显示左室扩大、二尖瓣关闭不全、射血分数下降等。住院医师给予规范的西医治疗，当然这大家都知道，用欣

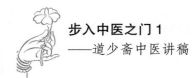

康静脉滴注"扩冠"，口服肠溶阿司匹林降黏，β阻滞药减慢心率、减少心肌耗氧量并预防猝死，口服贝那普利阻止心肌重构，同时予丹参注射液静脉滴注等，很标准的西医治疗方案。实话说，当前的青中年中医的西医水平比他们的中医水平高出很多，尽管这是一个非常不正常的现象，但确实如此，好像没有谁有能力改变。中医的前途令人担忧就在于此！

在中医院看病不给患者吃中药是说不过去的，患者入院第二天是常规的教授查房，于是便请某教授开了一个中药方。该方为瓜蒌薤白半夏汤合桃红四物汤，加了九香虫，理气止痛。

这种中西医结合治疗的方案治疗了 1 周，患者的病情无明显改善。患者睡在床上只要一翻身，心绞痛就发作，后又加上钙离子拮抗药，也没见任何好转。住院医生请示我，我说西药不行，好好辨证，把中药加上去可能会有好效果。他就说某老教授开方了，效果也不理想啊。当然我就不好多说了，我不能否定上级医师的治疗思路吧。那就请个西医的专家会诊吧，会诊的结果，当然诊断没问题，我们提出转给他们做介入。专家说，这位患者心绞痛这么重，可能是多支病变，效果可能不好，介入花费多，效果不好也难以向患者交待，还是先保守治疗吧。于是他提出一个治疗方案，想尽一切办法减轻心脏耗氧，一是静脉滴注硝普钠，把收缩压降到90mmHg，减轻心脏的后负荷；二是用β阻滞药减慢心率到 55 次；三是用安定让患者睡觉。按照这种办法，患者的心绞痛就可能会解决。呵呵，西医就是直观好理解啊，线性思维！

接下来就按这办法给这位患者治疗，1 周过去了，病情仍然没有任何改变，整天躺在床上动也动不得，还是一动就胸痛、臂痛不可忍受，需要持续含服速效救心丸方能缓解。患者住院都半个多月了，再没效就真说不过去了。

患者的一朋友在周末找到我，说，教授，西医该用的都用了，就是没好效果，你给想想办法吧。要想办法就只能从中药入手了。我说，你让患者停服原来的中药，我给开药试试。仔细地看过患者，通过四诊，得出这

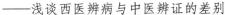

么一组证候：心胸疼痛，连及左臂，动则即发，持续很久，气短乏力，食少倦怠，下肢不温，夜尿频频，舌质淡红，质偏暗，脉结代无力。

于是我开出这么个方来，弃前面未服完的中药。停丹参注射液，改静脉滴注生脉注射液。

生黄芪 50g，白参 10g，葛根 30g，丹参 20g，仙茅 6g，淫羊藿 10g，旋覆花 10g，茜草 10g，当归 20g。

患者服方 3 剂，胸痛大减，6 剂后胸臂痛完全缓解。

我们一起分析一下，目前对冠心病心绞痛的治疗，西医已经形成了比较规范的治疗方案，如果说用药效果不好，可能也就只能用像这个病案中的教授使用的方法了。但有一点，即使有效，还是不能很好地解决问题，你不能整天用安定让患者睡啊，不睡了，活动了，心肌耗氧量增加了，又痛起来怎么办呢？所以对于这类患者，不能在西药一棵树上吊死。

然而很多时候，用方取不了很好的效果。为什么？我有过论述。中西医病理对照研究、病名对照的临床使用，使得当今很多中医的观点不再是正宗的中医理论了，总是或多或少地参杂有西医的成分在内，心内科中医看冠心病总是跳不出冠心病等于胸痹、治疗必须活血通络的圈子，问题就在这儿！

中医治病讲究治有病的人，其要点在于把握"生病的人"内环境失衡的关键，你把握住了，你就可能技高一筹。想一想，为什么现在都说胸痹心痛血瘀证最多，很重要的一点就是胸痹心痛其部位固定不移，这是血瘀证的一个诊断要点。但要是仅凭这点就说有血瘀则是不对的，必须找到其他佐证，比如舌质暗、有瘀点瘀斑、舌下脉络增粗扭曲、脉涩等。

有人会说，书上说的啊，胸痹心痛的病机在于心脉痹阻啊。但心脉痹阻不能等同于瘀血，前者说的是病机，后者说的是病理产物。心脉痹阻说的是脉流不畅，但不一定就有瘀血产生。脉流不畅，或因寒，或因虚（气

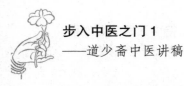

虚），或因痰，或因瘀，祛其因，其脉自畅，并非一定要用活血通络的药物为主组方。

这个患者最大的特点就是稍劳就发，气短乏力，食少倦怠，典型的气虚，气有推动血行的作用，这气虚了，你不补气，只是活血是没用的，为什么？活血药物多辛香，辛香多耗气，所以首次用的方子就没什么效果了。后面的方子以参、芪补气，佐以肝着汤辛润通络，因有阳虚证候，再加仙茅、淫羊藿温元阳，丹参活血止痛，寥寥数味，病证很快缓解。古人说，大病求阴阳，小病求气血，何谓求气血，即"疏其血气，令其条达，而至和平"，但"疏其血气"绝非就是理气活血，而是要治病求本！

中医规范化的研究是现代中医科研的一个热点，也可以说是为了争取西医认可中医而想出的一个笨办法，其本身对中医的发展不能起到有益的作用。也可以说这个热点在很大程度上抛弃了中医辨证的精髓，中医"因人"而治其实是临床个体化治疗，这是西医应该学习的地方。中西医病名对照在很大程度上不符合中医自身理论的发展规律，至少，可以说只是一个探索，需要不断完善。因此，对于中西医病名对照这个成果来说，学中医的人一定要正确地对待，千万别忘了辨证施治才是中医选方用药和取得满意疗效的前提。我想，读者们通过这几例病案的学习，一定会有所感悟！

第16讲　中医重气化，西医重形质

——从一例阿–斯综合征的治疗谈谈"大气下陷"理论的临床运用

今天介绍一个病例，她是第6讲里顽固性湿疹患者的母亲，78岁。

这是一个治疗非常成功的"病态窦房结综合征"的病例。按照现在西医学的观点，这种病要想摆脱危险，最有效的治疗方法就是安装起搏器。西医的思维就是这样，重形质，窦房结有问题了，不能正常地发出激动了，就给你一个人工的起搏器代替；长肿瘤了，就切除，切后再化疗、放疗，至于这些治疗方法的不良反应则放到次要地位；感染了细菌，就抗菌，有时候细菌还没杀死，二重感染就来了。全然没有调动人体自我修复功能进行抗病祛病的思想，所以说西医注重形质，治的是"人的病"。

中医则不一样，其基础理论的建立是通过对生命的整体现象的观察，在把握人体功能的基础上，将人体的功能归纳分类为很多功能单元，由这些功能单元而派生出脏、腑、经脉、精、气、血、津液等概念，讨论人体的生理也好、病理也好，都十分注重人体功能的内稳态，十分强调气血调和，升降有序，阴阳平衡。其治病出发点在于充分调动人体的潜能，使人体的功能恢复正常，或者说是使已经失衡的内稳态在病理状态下达到一种新的平衡，以使人获得较高质量的生存，亦即中医十分注重人体功能在抗病中的作用，"气化"是什么？是脏腑的功能，所以说中医重"气化"。在这一点上，最有代表性的是肿瘤的治疗，不能耐受手术治疗的患者通过中医的治疗，常常可以生存很多年，而且常有较好的生活质量。由此现在有

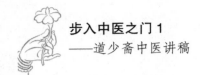

人提出了"人瘤共存"的学术观点，这是非常科学的。可以说**中医完全不同于西医治"人的病"，中医治的是"有病的人"**。

言归正传，我们接着来看这位患者的治疗经过。

患者的病历资料保存得很好。2002 年 3 月 29 日，到有"南协和"之称的湘雅医院就诊，其门诊病历记载：去年始出现心悸，胸闷，活动后稍有气短，无心前区疼痛，未看过病。既往常有头昏，间有头痛，小便失禁。

这是她在该院住院的出院小结：

入院时间：2002.3.29　　出院时间 2002.4.5

住院诊断：1．病态窦房结综合征

　　　　　2．冠心病　阿-斯综合征

晕厥 2 天入院。

患者 3 月 28 日及 29 日 2 次晕厥，每次持续数分钟，遂收住入院，入院查：P 40 次/分，BP 105/75mmHg，双肺呼吸音清，无啰音，心率 40 次/分，律齐，腹平软。入院后予心电监护，发现心率在 40～45 次/分及 70～85 次/分，两种状态交替。前者心电图表现为房早未下传，Q-T 间期延长。考虑病态窦房结综合征。后者为房早下传。经湘雅医院孙明教授会诊，建议用起搏器。家属及患者因经济问题不愿用此法，只能用药物治疗，予硝苯地平及氨茶碱。

硝苯地平：10mg×100#

Sig：10mg Tid 或 20mg Tid

长效氨茶碱：0.1×36#

Sig：0.1 QN

硝酸甘油：0.5mg×100#

Sig：0.5mg Tid

苯妥英钠片：0.1×100#

Sig：0.1 Tid

中药煎服：

红参6g，枳实10g，麦冬15g，何首乌10g，五味子15g，生地黄10g，葛根15g，郁金10g，枸杞子10g，薤白10g，茵陈10g，川芎10g，熟附子（先煎30分钟）10g。

　　患者家里很穷，安不起起搏器，只好以药物进行治疗。很有意思的是，湘雅医院的心内科医生竟然给这位患者开了一个中药方。现在网上都在争论中医是否科学，但就我所知，湘雅医院心内科的医生在抢救顽固性心衰的患者时就常用中药。孙明教授不仅是西医的权威，同时对中医也颇有研究，他指导的博士、博士后大多从事中医药治疗心衰的研究。这患者当时属什么证，不得而知了，尽管服药后疗效不理想，但足以说明不是每个西医专家都认为中医不科学！所以啊，学中医的人要自己看得起自己！

　　该患者2007年1月18日来就诊，患者由儿子背着到心内科的医生办公室找我。时患者精神极差，不能平卧，气短不足以息，声低息微，面色苍白。经了解，患者于湘雅出院后常年反复发作晕厥，发作多的时候就用氨茶碱，但病情不能控制。2006年11月26日开始，病情明显加重，每天晕厥至少发作1~2次，到了12月后，每天下午、夜晚晕厥发作4~5次，每次持续数分钟，同时伴有抽搐、小便失禁。患者诉晕厥发作前感心悸，有心气欲脱之感。此次病情加重服用氨茶碱（不能耐受，已停）后一直恶心、呕吐不欲食。

　　这老人的命真大，反复发作阿-斯综合征，竟然能活到现在，没出意外！

　　查体：血压120/80mmHg，神清，精神差，双侧颈静脉不充，右下肺可闻及少量湿性啰音。心率70次/分，律不齐，未听及瓣膜杂音，腹软，无压痛及反跳痛，双下肢轻度凹陷性水肿。舌质淡，苔薄白，脉沉细结代无力。

　　阿-斯综合征发作随时都有死亡的可能，于是我劝她住院安装起搏器，

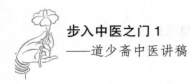

患者拒绝，什么原因啊？穷啊！只要求使用中药，没钱，心电图都拒绝检查，仅要求服中药。

一诊情况基本如此，请爱好中医的朋友们先自己分析一下，看看应如何辨证施治，请围绕以下几点进行思考：

1. 请归纳出中医四诊获得的主要证候。

2. 如何分析病因病机？

3. 立法及方药。

我们接着向下看。

首先让我们来归纳一下四诊获得的主要资料：常年反复发作晕厥，每天下午、夜晚发作 4~5 次，每次持续数分钟，同时伴有抽搐、小便失禁，伴心悸，有心气欲脱之感。精神极差，不能平卧，气短不足以息，声低息微，面色苍白，双下肢轻度凹陷性水肿。舌质淡，苔薄白，脉沉细无力结代。

这个患者应该诊为厥证，这是肯定的，我先公布我的处方，然后慢慢地给大家剖析思路。我的处方是：

白参 10g，生黄芪 60g，升麻 3g，柴胡 5g，桔梗 10g，知母 6g，山茱萸 30g，怀山药 15g。3 剂。

阅读过张锡纯《医学衷中参西录》的人可能一眼就能看出这方子系由该书的升陷汤化裁而成。升陷汤适用于大气下陷证，气短不足以息，或努力呼吸，或气息将停，危在顷刻，脉沉迟微弱，或参伍不调。

从升陷汤的适应证，大家可能会看出我将该患者的证候辨证为大气下陷证了。

首先，我们来了解一下，什么是大气下陷证？大气也就是宗气。张锡纯在书中说："胸中大气，一名宗气，《内经》谓其积于胸中，以贯心脉而行呼吸。盖心肺均在膈上，原在大气包举之内，是以心血之循环，肺气之呼吸，皆大气主之。"

那么大气下陷有什么辨证要点呢？首先要明白大气（宗气）以贯心脉而行呼吸，是以其病位在心、肺。认真学习《医学衷中参西录》，可以总结出该方辨证要点有：①宗气贯心脉，宗气下陷，无力推动心脉以运血，故发则心悸，心气有欲脱之感，脉参伍不调；②宗气有助于呼吸，宗气虚，无力辅肺以行呼吸，故气短不足以息，患者努力呼吸犹感气难上达；③气虚的一般见证；④胸中宗气下陷，固摄无力，常有小便失禁；⑤舌质淡，苔薄白，脉沉细无力结代。

善辨证者，必善抓主症，那么这位患者的主症是什么呢？简要地罗列一下：晕厥，伴有抽搐，发前感心悸，有心气欲脱之感，发则小便失禁，气短不足以息，声低息微，面色苍白，舌质淡，苔薄白，脉沉细无力结代。

不难看出该患者其实就是一个非常典型的大气下陷证，所以就用了张锡纯的升陷汤。这大气下陷理论，我们《中医内科学》《中医基础理论》里都没有讲到，但临床上确有指导价值！我常用该方治疗心衰、汗证、喘证，多随手取效！

关于大气下陷证，我先简单介绍这么多，有兴趣的朋友不妨去研究一下张氏著作。

提几点问题，请爱好中医的朋友认真地思考一下：

1. 中气下陷证病位在哪里？其临床辨证要点是什么？

2. 大气下陷证和气脱证有什么不同？

3. 方中升麻、柴胡为什么用量很小？

有人会问，别光说理论，你这方子用了效果怎么样啊？现在我给大家说说患者服药后的情况。

服药的第二天，其子电话告诉我说，第一剂下午3时服下，晚8时发作一次晕厥，但持续时间很短，该夜未再发作，精神明显好转，呕止思食。服完3剂，其子电话告诉我说，除第一剂当天发作一次，后未再发，仅头

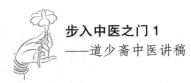
晕，仍乏力。嘱其再进 5 剂。

1 月 26 日患者在其子陪同下自行步入病房找我复诊，还记得第一次是怎么进病房找我看病的吗？

下面是 2007 年 1 月 26 日二诊资料。请大家继续思考，看看该怎么转方。

查体：血压 120/70mmHg，心率 72 次/分。服上药第二剂始，精神好转，未再发晕厥、抽搐，仅头晕，胸闷，气短，动则加剧，阵发心悸，四肢不温，舌质淡红，苔黄色腻（染苔），脉沉细代。

免费给患者做了个心电图：很规律的室上性早搏，呈二联律，心室率 72 次/分。大家不要小看了这规律的早搏，如果没有这早搏，心室长时间不收缩射血，无疑脑缺血缺氧，想阻止阿-斯综合征发作是不可能的。

这个病例从开始诊治就放在网上，请爱爱医网站学习中医的朋友一起讨论。一诊有朋友认为是心肾阳虚，也有人认为中气下陷为患。呵呵，我们还是一起来分析。首先看看心肾阳虚要具备哪些症状。既然是定位在心、肾两脏，且为阳虚，那么，其应有的症状是心的症状＋肾的症状＋阳虚的症状，根据诊断学的描述，可以这么去看：心悸心慌，失眠多梦（心经最常见的症状）＋腰膝酸软，头晕耳鸣，遗精盗汗（肾经最常见的症状）＋四肢不温，形寒怕冷（阳虚症状）。有朋友会问，这双下肢水肿也是肾经的症状，但从中医角度说，肺、脾、肾三脏功能失调均可出现水肿，所以不具有辨证的特定性。同时，这位患者一直在用心痛定（钙离子拮抗剂），这些药物易引起下肢水肿，有经验的学友都知道。

再看看患者的症状组成：发时感心悸，晕厥（心经）＋气促不能平卧，气短不足以息（肺经）＋发时小便失禁，有气要脱之感，精神极差，面色苍白，舌质淡，苔薄白，脉沉细无力结代（气虚气陷的症状）。通过这么一分析，大家不难理解，其病位定在心、肺，其病机为气虚下陷，心肺气均虚陷，责之什么气啊？当然是宗气了，宗气司呼吸以贯心脉嘛。

或有人要问患者有恶心、呕吐的症状，当如何解释？呵呵，那是什么症状啊？是药症，古人称其为药毒，非病症，是氨茶碱的不良反应，停药后症状可自行缓解。临床上要注意学会抓主症，以及舍其因药所致或并非主要的症。

通过以上分析，不难看出，如果定性为心肾阳虚可能难以成立。那又为什么不是中气下陷证呢？中气下陷，病位主要在中焦脾胃，其临床辨证要点是脾气虚和内脏下垂的表现，脘腹坠胀，或肛门坠重，甚至脱肛，气少乏力，肢体倦怠，声低懒言。虽有气虚的表现，但少有心、肺二经的症状，其下陷多表现为脏器的脱垂，而大气下陷多为患者有气脱之感、小便失禁等症状，所以该患者不能定为中气下陷。

或问升陷汤系补中益气汤化裁而来，这话说得对，这是张锡纯从补中益气汤中受到了启发，把补中益气汤中治疗中焦的药物白术、陈皮等去掉，加上桔梗一味，这一味是关键，桔梗载诸药上行，就补益心肺的大气（宗气）了。这正是我们要学习的精微之处！

为什么一诊方在升陷汤中加白参、山药、山茱萸呢？我们先来复习一下宗气的形成，宗气为中焦的水谷之气＋自然界的清气，所以用白参、山药健中州，使中焦水谷之气化源足，宗气才能生成有源。为什么用山茱萸？山茱萸有固脱奇功，张氏认为，山茱萸救脱之功较参、芪更胜，不独补肝血，凡人身阴阳气血将散者皆能敛之，故山茱萸为救脱第一要药。这在《医学衷中参西录》中有详论，大家不妨去学习一下。

二诊患者晕厥、抽搐已除，很显然，宗气下陷已经控制，遂更方如下：

白参 10g，生黄芪 60g，升麻 3g，柴胡 5g，桔梗 10g，知母 6g，山茱萸 30g，怀山药 15g，葛根 15g，仙茅 6g，淫羊藿 10g，丹参 20g。5 剂。

这二诊方在一诊的基础上加用了仙茅、淫羊藿，为什么？二诊患者头晕，胸闷，气短，动则加剧，阵发心悸，四肢不温，舌质淡红，苔黄（染

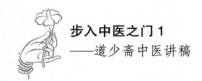
苔）腻，脉沉细代。其四肢不温说明阳气亦亏，故加仙茅、淫羊藿温补肾阳以助心火，盖"心气通于肾"也，心阳有赖于元阳的温助。为什么加葛根？我们前面说过，大气（宗气）的形成系中焦水谷之气加自然界的清气所组成，葛根甘辛平，《本经逢原》云："葛根轻浮，生用则升阳生津，熟用则鼓舞胃气。"《本草正义》云："葛根，气味皆薄，最能升发脾胃清阳之气。"用葛根的目的在于将中焦的水谷精气升发到上焦，使之与清气相合，化生宗气。宗气亏虚不能助心脉以运血，故用丹参活血以通心脉。

2月1日三诊。患者诉四肢冷，难以忍受，但气短明显好转，未发晕厥，心悸未再发，舌质淡红，苔薄白，脉沉细。疏方如下：

白参5g，生黄芪30g，升麻3g，柴胡5g，桔梗10g，知母6g，山茱萸30g，怀山药15g，当归20g，桂枝10g，炒白芍10g，细辛3g，苦参15g，仙茅6g，淫羊藿10g。5剂。

仍以升补大气（宗气）为主，同时合用当归四逆汤温阳通脉。为什么加苦参？现代药理研究表明苦参碱有良好的抗心律失常作用。

2月3日四诊。家属电话告诉我，服上方2剂，患者心悸再加重。我让患者复诊，弃未服之药。刻诊：四肢明显转温，舌脉无明显变化。虽未发晕厥，但心电图出现了频发插入性早搏。尽管现代药理研究表明苦参碱有良好的抗心律失常作用，但从中医的角度说，苦参性寒，对心阳不足之人不宜，此为败笔。可见用现代方法研究的中药成果，如果使用时违背中医理论，是不能取得好的疗效的。希望同道们从中吸取教训！遂疏方如下：

白参10g，生黄芪60g，升麻3g，柴胡5g，桔梗10g，知母6g，山茱萸30g，怀山药15g。

患者服此方后，心悸、气短明显改善，到本书定稿已经跟踪半年多，整个治疗过程，患者前后服药不过30剂左右，停药后随访一直未发晕厥，生活完全可以自理。常带患者来找我看病，每次我都免费给她做个心电图。很有意思的是，患者的窦性心律虽然很慢，但每一次的缓慢窦性心律后面都很规则地跟上了一个房性早搏。**这大概就是中医的神奇之处，充分地调动了人体的潜能，使失衡的内稳态在病理状态下达到了一个新的平衡。**

从整个治疗过程来看，并没有哪味药是针对恢复窦房结功能的，而是通过辨证，寻找到患者机体内稳态失衡的关键，那就是宗气下陷，通过大补宗气，虽然没能使窦房结的功能恢复正常，但却让心房的自律性发挥了代偿作用，弥补了窦房结功能的缺陷。这个病例可以说是中医治"有病的人"的良好证明。这就是中医药的神奇之处！

中医药常能发挥人体的潜能，使人在病理状态下得以维持相对稳定的生理功能，从而获得良好的生活质量。这样的病例很多。当年我读研究生上临床时，就曾接诊了一个中央型肺癌的患者，男性，70 岁，是从某医学院附院转过来的，肺癌晚期，已经没机会做手术了。住进来的时候有大量胸腔积液，呼吸困难，进食很少，很消瘦。家属说，西医院的医生断定活不到 1 个月了，西医院费用太高，转到你们这儿来，希望能尽量减轻他的痛苦，延长他的生命。患者进来后，中药予以辨证施治，以百合固金汤加减，西医呢，就静脉用药予以支持疗法。没想到患者胸腔积液逐渐吸收了很多，而且饮食也慢慢地恢复了正常。住院 8 个月，快到春节了，家属是千恩万谢，做了一面锦旗送到院长的办公室，对我是赞赏有加。院长叫来人事科长，说这大夫是谁啊？人事科长说了一句，是进修生吧。后来弄清楚了，是个研究生。呵呵，当年我本来要去广东工作，但就因这件事给领导们留下了好印象，诚意留我，我就这样留校了。

中西医治疗的出发点是不一样的，千万别在脑海中形成错误的概念，认为西医定论的东西，中医就没办法，要是那样啊，最后我们充其量也就是西医附庸了。

第17讲　如何摆脱西医思维对中医辨证施治的束缚

——从实例谈如何排除辨病对辨证施治的干扰

前面我们说过，目前青中年中医在临床上进行辨证施治的时候，很难逃脱西医思维的干扰，为什么？

一是因为我们现在的大学教学模式，从一开始中医的基础还没打好，就开始大量地学习西医的知识，西医的课程常常不少于中医。对于初学中医的人来说，过早地接受了西医的线性思维，常常阻碍了中医复杂辨证思维的形成。

二是目前我们大部分的青中年中医临床课教师多是从书本走向书本，由于缺少临床实践经验，对中医缺少感性认识，如果按部就班地照着书本讲下来，我想课堂里会有很多学生睡大觉。因此，课堂教学热衷于按中西医疾病对照进行讲解以增强趣味性，甚至少数老师为了避免被学生"炒鱿鱼"，干脆本末倒置，把中医课变成西医课，在课堂上大谈西医，不说中医。这种教学方法能把学生的中医思维培养出来吗？因此，一谈到辨证，学生首先想到的是西医的"病"，然后才会想到中医的"证"，也就很难形成良好的中医辨证思维了。

三是学生在刚接触临床的时候，临床的老师们热衷于西医的讨论，而在中医临床带教方面，常常忽视结合病例进行辨证施治讲解，学生们一上临床就处于西医西药的环境中，当然也就很难形成好的中医辨证思维了。分配到单位后，多被送到西医院进修学习，很少听到有谁再被送去跟某名家去抄方学习，以致于毕业多年还根本不知道怎么入手对疾病进行正确辨证。

但作为高等中医院校毕业的学生，不管你怎么努力，你都不可能成为一流西医名家，为什么啊？因为，即使你的西医水平再高，但你的出身不对，别人不认可啊！你的唯一出路就是学好中医，用你的中医强项去解决一些西医没办法治好的疾病，那样，你就不再会因为成为一名中医的接班人而自卑。而作为一名合格的中医，要看好病，最重要的就是要真正地掌握辨证施治。

为什么要说作为一个合格的中医最重要的是要掌握好辨证施治呢？这是由于中西医不同的学派特点所决定的，**中医学是在整体观念的前提下通过观察生命现象进而研究其生命规律为特点的一门学科，它是从非解剖结构入手，以研究人体的功能状态为前提，探讨疾病诊治规律的高深学问。**与之相反，西医呢，是以研究解剖结构为基础，进而探讨其功能，以此作为探讨疾病诊治的出发点。所以，若用西医的思维来指导中医用药，那就一定是风马牛不相及了。

请记住，中医的证是什么？用很简洁的一句话说，**证就是人体功能态的外在表现形式，辨证就是对患者的内稳态作出评估的过程。**通过这个评估过程，我们可以掌握患者的功能状态，或正常我们说其是"平人"，或不足谓之"虚证"，或有余称之为"实证"，它是中医诊治疾病和保健的出发点。

以我的临床教学经验来看，教会学生如何打破西医思维束缚，正确、合理地运用中医理论知识进行辨证施治是最重要的，这关系到学生中医辨证思维的形成。

那如何才能做到不受西医思维的影响，正确地辨证施治呢？我们还是来结合具体的病例进行讲解。

以西医的脑梗死为例，西医分为两大类，一是脑血栓形成，二是脑栓

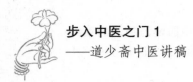
塞，相同点是血管不通。于是老师们根据现行标准，讲课时就把西医的脑梗死叫作中医的缺血性中风，十分强调活血化瘀的治疗，为什么啊？血管不通等同于中医的血脉瘀阻啊，不信你去看看现在的有关中医血瘀证的研究，多是以脑梗死或者冠心病为观察对象的。

可以这么说，目前中医的科研已经走入了一个十分严重的误区，就是不能离开西医疾病的约束，研究一个证一定是以一个西医的病为前提的，这本身就是违反中医辨证思维的。这种研究作为学术探讨可以，但其研究成果一经推广，必然对中医的发展起到极大的负面作用。

为什么这么说？前面我讲了，中医的证是人体功能态的表现归纳，**中医是以研究人体的功能状态为切入点作为养生治病的出发点**，它是非解剖结构医学，与西医的解剖结构医学根本不同，我们不能说中医的经气不畅就等同于西医的血管不通，反言之，不能说西医的血流受阻就等同于中医的血瘀证。刚上临床的学生，以及很多青中年中医，治疗脑梗死、冠心病摆脱不了活血化瘀的桎梏，为什么？就是因为他们不了解中、西医学科的特点，浑浑噩噩之中，把西医的解剖概念和中医的功能概念混为一谈了。

突破西医思维，正确运用中医理论进行辨证施治必须做到的第一点，就是在辨证时必须以中医的理论为指导，心中绝无西医的半点尘染。

下面我们结合几个病案来谈谈。

案1　脑梗死——睑废

首先我得说明，这位患者是我导师看的，患者系我省已退休的卫生厅某领导，我还不够资格，呵呵。这案子的辨证非常精彩，思路非常值得一学。

该男性患者，60余岁，患脑梗死5个月，肢体功能恢复得较为理想，语言无明显障碍，神志也很清醒，但就是左侧眼睑不能闭合。患者本身是学中医的，知道这病后期的康复治疗西医没什么好办法，于是就寻求中药治疗。看了很多中医名家，用方虽然不同，但活血总是作为一个重要的法则放在主要位置。当然了，效果不好，好了我们也就看不到下边精彩的辨证思路了。

我的导师四诊合参后竟然开出了一个补中益气汤来！

为什么会开出这么个方来？请大家思考以后再接着向下看。

补中益气汤属于补益剂，功能健脾益气、升阳举陷。反推之，患者当有脾气亏虚的证候，这与眼睑不能收缩闭合有什么关系呢？

我们学过眼科"五轮学说"的理论，眼睑即中医的胞轮，属脾所司，"升降出入，无器不有"，眼睑不能收缩闭合，同时又见到脾气亏虚的证候时，当责之于脾气亏虚，升举无力，所以眼睑废而不用。脾气虚有哪些症状，不需赘言，大家尽知。

这个案子是摆脱西医思维干扰的典范，在进行辨证时，只从中医的睑废入手，合四诊所得资料而辨证，辨证结果就是患者处于一个中气下陷、升举无力的功能状态，"陷者，使其升之"，全然没有西医的脑部某根血管不通的束缚，也没有使用一味化瘀的药物。

此等用方，非学验俱丰者不能！

正确地进行辨证施治要做到的第二点，就是要学会运用中医四诊采集患者资料。

案 2　脑梗死——偏盲

这是一个中风急性期的患者，男性，50 岁。起病时头痛，右眼颞侧半个视野缺损，肌力、肌张力尚可，无典型的口眼歪斜，血压 180/120mmHg，CT 诊断为右侧基底节梗死。入院时予以甘露醇 125mL 静脉滴注，血塞通（三七总皂苷）400mg 静脉滴注，同时予以支持治疗，平衡电解质。中药予以桃红四物汤活血化瘀。治疗 3 天，病情趋于加重，视野缺损增大。当时我查房，查看此患者，头痛，口苦，口干，大便秘结，而这些中医的辨

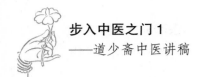

证要素在病历中均无反映，有的就是西医的检查结果，视野缺多大范围，肢体的肌力几级，肌张力如何，等等。

中医有个"十问歌"，大家别小看了这十问歌，你要是把这**十问歌的内容问全了，一般的辨证要素就获得了**。现在的青中年中医受到西医思维的影响，很少注重这十问歌内容的问诊，找不到辨证的依据，就说无证可辨，是这样吗？不是，是问诊不到位！

视其舌红，苔薄黄，诊其脉弦。

于是我就辨证为肝阳上冲、损伤目精了。停用脱水剂，中医治以平肝泻火潜阳。处方如下：

黄芩 10g，白菊花 10g，石决明（先煎）30g，生地黄 30g，白芍 20g，制大黄 15g，谷精草 10g，木贼草 10g，怀牛膝 15g。

方用黄芩泻肝火；白菊花、石决明平肝以潜阳；生地黄、白芍养阴柔肝；制大黄通便泻火，所谓"上病取下"；怀牛膝引肝阳下潜；谷精草、木贼草清肝明目。

这位患者服药后便通，头痛即减，3 剂偏盲就有明显好转，15 剂视野恢复正常，住院 20 天出院。

为什么一开始医生开出个桃红四物汤来？就是受了西医思维的影响，不了解证是中医治疗的前提，更不明白证是非解剖的概念，是人体功能态的评价，把脑血栓形成和中医的血瘀证混为一谈。从整个病历来看，几乎没反映出中医的辨证要素。这里也反映出现在的青中年中医的一个普遍现象，就是不注重中医辨证要素的问诊，注重于西医学的客观体征。

中西医诊察疾病不同，中医讲究望、闻、问、切，西医则注重视、触、叩、听，两者相比，**中医更强调患者主观症状的问诊，患者的主观感觉在我们客观评价患者的机体功能状态时的作用不是查体所能代替的**。中医的四诊是辨证的前提，不可忽略，不可以西医的视、触、叩、听替代。

正确地进行辨证施治要做到的第三点，就是要明白中医"脏腑"与西医"脏器"的区别，以做到正确辨证定位。

案 3　药物性肝损害

这位患者是个 78 岁的老年患者，因患肝内胆管结石在某医学院附院行外科手术治疗，1 周后带着引流管回家，出院时就有恶心欲吐感，渐渐地胃口变得很差，进食很少，精神状态也不好了，出院 10 天后住入我科。时症见精神不振，少气懒言，闭目思睡，纳呆厌食，每日进食不到一两，大便 5 日未解，小便量少，舌质淡红而干，少苔，脉沉细。每日引流出胆汁约 1000mL。

查肝功能：谷丙转氨酶 1400U，谷草转氨酶 987U，胆红素不高。

该患者给人的印象就是一个"衰竭"，进食少，化验结果显示肝功能损害很重，经详细地问诊和查看该患者前期住院的每日清单，发现该患者在住院期间连续静脉使用左氧氟沙星 14 天，每天 0.4g。最后我们断定该患者的肝功能损害是使用左氧氟沙星引起的。西医的治疗给予复方二氯醋酸二异丙胺注射液（复甘）静脉滴注，保护肝细胞功能，再就是能量支持。

中药怎么用？我们进行病案讨论，有很多学生认为应予以疏肝利胆，加用保护肝功能的药物，如五味子、白芍、垂盆草、枸杞子等。为什么要把疏肝利胆作为基本治则，大家的看法是西医的检查结果明明白白地告诉我们病位在肝胆，不是有这么两句话吗？肝木以伸为用，六腑以通为用，所以啊，疏肝利胆当为不易之法了。可是，这种分析和用药出发点对吗？

这里犯的就是一个非常典型而又普遍存在的错误，错在哪儿？错在把中医的"脏腑"和西医的"脏器"相混淆，这也不能怪我们的学生。为什么？从课堂的学习开始到临床实习，老师总是把西医的"脏器"穿插于中医的讲授中，慢慢地学生们就形成了一种错误的概念，把中医的概括人体功能状态外在表现规律、归纳功能单元定位、非解剖结构的五脏六腑和以

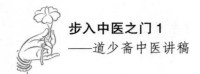

解剖结构命名的西医脏器混为一谈。于是乎，在临床辨证中就不自觉地产生了两种医学概念的错位，当然了，辨证定位就产生错误了。辨证定位产生错误了，处方用药也就跟着会错！

诸如此类的错误在临床上十分常见，比如把心衰定为心的阳气亏虚，动辄用附片、桂枝；一说到胃炎的治疗就健脾益胃；谈到前列腺肥大，就用软坚散结；讲到慢性肾衰竭就认为是中医的肾气亏虚，等等。

下面我们来看看本患者应该怎样辨证定位？怎样用药？

还是先抛开西医的检查结果，归纳一下中医四诊所获得的资料。症见精神不振，少气懒言，倦怠乏力，纳呆厌食，大便 5 日未解，小便量少，舌质淡红而干，少苔，脉沉细。大家从这组症状描述可以很明白地看出应当辨证为脾胃气阴两亏，病位在脾胃，绝非西医所说的肝胆。治当以益气健脾、养阴和胃。凡在大病重病治疗中，尤其要时时考虑胃气，中医有句话，"有胃气则生，无胃气则死"，所以，本患者的治疗，健脾和胃尤为重要。整个证候中无肝胆郁阻的症状，所以疏肝利胆不需考虑。用方如下：

生黄芪20g，党参15g，白术15g，玉竹10g，川石斛10g，白扁豆15g，麦冬10g，沙参15g，炙甘草10g，炒谷麦芽各10g。

这方子大家一看就明白，就是益胃汤合四君子汤的方意，组方极简而平。

患者服药 2 剂，就胃口大开，饮食渐渐正常，精神不振、少气懒言、倦怠乏力等症随之缓解。其后随证施治，患者各项检查结果慢慢地恢复了正常。

正确地进行辨证施治要做到的第四点，就是不要用所谓的现代中药研究成果去指导使用中药。

作为指定的名老中医继承人，有一段时间，我跟随某医学院中西医结合科的一位教授学习，常常参与他们的危重病讨论。但给我的感觉是，这中西医结合科的大部分医生实际上并不懂中医中药，为什么我敢这么说？看看他们是怎么用中药的？比如说，患者发热，就有人在讨论中提出在方中加点黄芩、黄连，说到咳痰就说加陈皮、半夏，说到病毒感染就说使用板蓝根、大青叶……全然看不到中药的性味归经，看不到一点中医的理法方药，全是以西医的思路来指导中药的运用。私下里我跟老师说起我的看法，他也是摇摇头。

　　不仅在西医院，在我们中医院有很多中医科班出身的医生也是这样，对中药的性味归经很生疏，但却对所谓的以现代手段研究出来的中药药理作用记得很清楚，临床组方全然没有中医的理法方药，而是按照所谓的以现代手段研究出来的中药药理作用进行选药组方。结果呢，当然就在不知不觉中丢掉了中医辨证施治的灵魂，也就不会有好的疗效，也就会跟着说中医是经验医学，中医不科学了。

　　为什么会这样？现在我们看看中药的现代药理作用是怎么研究出来的。大部分的药理实验是以动物作为实验对象，先造模，然后予以药物干扰，再检测相关指标。这里有很多问题，比如中医的证能造出来吗？举个例子，研究治疗肾病综合征的药物，多用阿霉素损伤大鼠为研究模型，探讨益脾补肾的药物作用机制以它为对象，而研究清热化湿药物作用机制也是以它为对象，研究活血化瘀药物药理作用也还是以它为对象。动物模型无论如何只能说是西医病的模型，它不具备证的动态性、过程性的特点，同样也没有辨证用药的特点。况且动物和人种之间存在很大的差异性。

　　不信的话，你看看有关的中医期刊，每年中医药的研究成果很多，但真能在临床上加以运用的却寥寥无几，就是应用了，也是按西医的病为前提用的，比如青蒿素治疟疾、三氧化二砷（砒霜）治疗急性白血病都是以病为前提的，不再有证的要求了，已经全然不能称之为中药了。

　　中药的研究方法已经走入了一个误区而不能自拔，以西医的药理研究方法来研究中药的功效，实际上很难行得通，所得到的研究结果在临床上

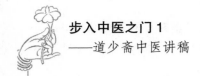

也难以推广应用，这是"废医存药"的典型表现，同样也反映出很多现代中医人的一个心态，西医不是说中医不科学吗？我们就用你们的方法来证明给你看，其实啊，说穿了，这是中医人的"自卑性"在作怪！

我不反对中药的现代研究，但我的看法是首先要找到符合中医理论特点的现代研究方法，以西释中的研究方法必然加速中医药的衰落！

我也不反对将现代的中药研究成果运用于组方选药，但强调必须以中医的辨证为前提，比如黄芪具有消除尿蛋白的作用，但只适合于脾气亏虚的患者，湿热内阻者不宜；黄芩、黄连具有杀菌抗炎的作用，只能用于热毒壅盛者，阳虚寒凝者不宜；清开灵注射液具有退热作用，只适用于实热者，虚热者不宜；生脉注射液具有抗休克作用，只适用于气阴亡脱者，对阳气暴脱者不宜，等等。诸般用药总须谨守辨证施治，不可废医以存药，绝对不可以用西医的思维方法来指导中医的组方选药。

第18讲　先留人再治病

——浅谈危重病抢救中运用中药的关键

　　这"先留人再治病"并非受目前市场经济的影响，要想方设法把患者留在医院中阻止出院而取其钱财，而是在危重病的治疗中要学会运用中医药知识，先考虑如何挽留患者的生命，为进一步治疗创造机会。

　　临床上我们都会碰到这种情况，很多时候患者病情危重，可能会出现西医尽其所能也常常无良策的状况。这个时候啊，作为患者家属，若受到"宁可被西医明明白白治死，也不愿被中医糊里糊涂治活"（这句话为那些对中医毫无了解或一知半解，却又沽名钓誉所谓名家们的胡言乱语）影响，放弃中医的治疗，必将留下遗憾。作为一名合格的中医，碰到危重病的时候，不要只想到推诿责任，轻易地将患者扔给西医西药，中医目前医疗市场为什么丢失得这么快？这种现象的普遍存在，是重要的原因之一。一名合格的中医大夫，应该敢于承担责任，充分地发挥自己所学，竭力地抢救患者的生命。

　　如何在危重病治疗中正确地使用中医药，我的感受是要牢牢地把握正气。**正气的存留，关系到人的存留，其中尤以上焦宗气、中焦脾胃之气、下焦肾气最为关键。**

　　上焦宗气指积于胸中之气，由水谷精微化生的营卫之气与吸入的自然界清气总合而成，具有走息道以行呼吸、贯心脉以行气血的功能。《灵枢·邪客》说："宗气积于胸中，出于喉咙，以贯心脉，而行呼吸焉。"《难经·十四难》云："呼出心与肺，吸入肾与肝，呼吸之间，脾受谷气也，

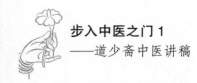

其脉在中。"若宗气大泄，则心肺功能必衰，患者常常死亡。这在我们心内科疾病抢救中感受最深，所以在我的文章中屡屡提到使用固摄宗气抢救危重患者的病案。

"有胃气则生，无胃气则死。"中焦脾胃之气，为人之后天之本，主饮食水谷之纳运，为人体生命所需能量的"供能机器"，是维持生命活动最重要的条件。《灵枢·五味论》说："胃者，五脏六腑之海也，水谷皆入于胃，五脏六腑皆禀气于胃。"《素问·五味论》又说："谷入于胃，脉道以通，血气乃行。"说的是什么？说的是"人以水谷为本"，若脾胃之气衰败，患者不能进食，必"半日气减，一日而气衰也"。所以在危重病抢救中顾护胃气最为关键。

下焦肾气为先天之本，系人体生命的原始动力，《难经》云肾气为"五脏六腑之本，十二经之根，呼吸之门，三焦之原"。"久病不已，穷则归肾。"因此，在病情危重阶段，元气亡脱证是非常常见的，回阳救阴乃挽救危症必须掌握的重要手段。

我们来看一个病例，这个病例病情很重，原发病诊断不清楚，在整个治疗过程中，可以说是险象环生，我们充分地利用中、西医的优势，取长补短，牢牢守住患者的宗气、脾胃之气、肾气，几次让患者渡过难关。下面根据几次病危的抢救过程，分段进行讲述，希望读者们能从中有所受益。

一、重症心衰垂危，固守中焦之气，病获转机

患者于 2007 年 2 月 10 日送到本院，入院时呼吸急促，端坐不能平卧，声低息微，喉间痰鸣，面部浮肿，球结膜高度水肿，两肺满布干湿性啰音，心率 110 次/分，律齐，第一心音很强，腹部胀大如鼓，脾在肋下五指可触及，腹部移动性浊音阳性，周身肿烂如泥。可谓行将就木。患者家属说 2 年前患了"巨脾症"，西医院未明确诊断，怀疑"骨髓纤维化症"，重度贫

血，一直靠间断输血维持。入院后急查血常规：红细胞计数 $1.61 \times 10^{12}/L$，血红蛋白 40g/L，白细胞计数 $24.4 \times 10^9/L$，血小板计数 $459 \times 10^9/L$，中性粒细胞 0.85，淋巴细胞 0.10。电解质：$K^+4.96mmol/L$，$Na^+123.1mmol/L$，$Cl^-95.2mmol/L$，$Ca^{2+}2.07mmol/L$。

先让大家看看外院骨髓穿刺的结果。

2005 年 11 月 3 日骨髓细胞学检查图文报告。骨髓片：①骨髓增生明显活跃，G=70.4%，E=26.8%，G/E=2.63：1。②粒系增生明显活跃，早、中、晚幼粒增高，分叶、杆状细胞比值减低，部分细胞可见空泡。③红系增生活跃，早、中幼红细胞比值增高，余阶段比值正常。④淋巴细胞比值减低。⑤全片巨核细胞大于 100 个，血小板呈堆易见。NVP 阳性率：100%，积分：312 分。

血片：白细胞分布增高，分类粒系增高，可见幼粒细胞，并可见空泡，成熟红细胞形态正常，血小板呈堆易见。

2006 年 1 月 16 日病理组织检验报告单：骨髓增生明显活跃。粒系增生，以中晚期幼及以下阶段为主。红系增生，以中晚幼红细胞为主。淋巴细胞少。巨核细胞明显增多。未见其他明显异常病理细胞。银染色（＋）。

入院诊断为：骨髓纤维化症？重度贫血，贫血性心脏病，心衰 3 级；肺部感染；电解质失衡，低钠血症。

接到会诊电话，看完患者，我就想建议她到有血液科的医院去，为什么？尽管心衰为主要矛盾，但患者的原发病因是血液系统疾病，隔行如隔山，这是对患者负责的态度。家属说："患者根本不能平卧，已经端坐 1 周没上床了，经在某医学院附属二院抢救 1 周，西医没效了，才转到你们医院的，希望你们能用中西医结合办法努力一下，坚持到过完年，就算死了，你们的任务也算完成了。"话说到这份上了，也就不好再劝说了，告诉家属，患者随时会有生命危险。2 月 18 日春节，过完 3 天年假，就是说患者家属要求我们努力做到 21 日前患者不能死亡。

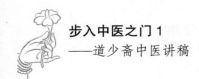
患者是深夜转到我科的，中药是无法再熬了，以西药临时处理，予以硝酸甘油静滴、速尿静注减轻心脏的前后负荷，再就是用头孢噻肟钠 2g 静滴抗炎，每天 2 次。

看看患者住院的每日清单，西地兰、硝酸甘油、硝普钠、速尿是每日都用，可以说西医的抗心衰治疗是全面上了。患者家属说，近一周已经使用了大量速尿，开始 20mg 静注有尿，到后来每天一次性注射 80mg，尿量也很少，24 小时最多不超过 400mL，心衰是一天比一天加重。

次日查看患者，病情无明显好转，呼吸急促，声低息微，咳嗽，咳白色泡沫痰，目泪自出，流涎不止，不食，腹胀大，大便稀溏，阴肿，四肢高度水肿，双下肢不温，舌质淡胖，苔薄白，脉沉细。

实验室回报：总蛋白 69.6g/L，白蛋白 26.8g/L，球蛋白 42.8g/L，白/球 0.6，总胆固醇 1.1mmol/L，甘油三酯 0.79mmol/L，高密度脂蛋白 0.33mmol/L，低密度脂蛋白 0.41mmol/L。

脾为后天之本，患者已不进食，"无胃气则死"，当先救其胃气。根据辨证，用方如下：

生黄芪 60g，砂仁 6g，白参 10g，藿梗 10g，茯苓 30g，大腹皮 15g，薏苡仁 30g，冬瓜皮 10g，白扁豆 10g，仙茅 6g，巴戟天 10g，陈皮 6g。

同时继予硝酸甘油 10mg＋5%葡萄糖注射液 250mL，抗感染守前。

经上法治疗，患者第一个 24 小时尿量 1650mL，胸闷气促、咳嗽咳痰明显减轻，有胃口了，而且说话中气也上来了。

贫血性心脏病，纠正贫血对纠正心衰很重要，患者心衰已有明显减轻，2 月 12 日我们开通了两个静脉通道，一边输同型浓缩红细胞，一边输硝酸甘油，输血完了予速尿 20mg＋生理盐水 100mL 静滴。采用的是边扩血管边输血再利尿的方法，以确保心功能不恶化。中药守前。

2 月 13 日查房，12 日全天尿量 1820mL，患者病情进一步好转，呼吸较平稳，咳嗽，咳白色痰，进食基本恢复正常，双肺仍有大量干湿啰音，全身仍高度水肿。舌质淡红，苔薄白，脉沉细。肺部感染未控制好，停头孢噻肟钠，改用派佳舒（头孢派酮舒巴坦钠），以加强抗感染。

2 月 14 日除用硝酸甘油扩血管、派佳舒抗炎外，继服上方，患者 24 小时尿量 1300mL，病情稳定。

现在我们来总结一下诊疗思路。这位患者经过西医的强心、利尿、扩血管，病情还是日渐加重，为什么？我的看法，一是洋地黄类强心药物长期使用对于已经衰竭的心脏来说是"疲马加鞭"，时间长了很难起到好效果，对于非急性左心衰的患者，我的体会是中药改善心功能有时比西药疗效稳定，且不良反应小，所以对于一些慢性心衰常常是不用地高辛、速尿类药物的；二是髓袢利尿药会带来 Na^+、Cl^- 丢失，Na^+、Cl^- 低了利尿的效果就不会好。为什么速尿的效果后来不好了，原因就在这儿。况且这患者心衰同时还有血浆白蛋白过低，有效血容量不足，速尿能利出血管内的水，并不能把组织间隙的水转移到血管内。西药唯一能做到的就是输注胶体提高血浆渗透压，而这对于心衰的患者来说是禁忌的。

患者入院时只给予了扩血管药物，同时给了 20mg 速尿，仅是权宜之计。对于这类西药已经没有好办法的患者，中药的参与非常重要。

怎样充分利用中、西医的长处来抢救这位患者呢？肺部感染是心衰加重和诱发的主要因素，必须及时控制。抗生素是西医的三大法宝之一，先用上控制感染，同时予以硝酸甘油扩血管，减轻心脏前后负荷，这是减轻"疲马"负担的好方法。强心、利尿西药无效，交给中药吧。

中医能强心、利尿吗？没这说法，还是辨证施治！

现在我们来分析一下患者的症状：面色苍白，呼吸急促，声低息微，咳嗽，咳白色泡沫痰，目泣自出，流涎不止，腹胀大，不食，大便稀溏，双下肢不温，舌质淡胖，苔薄白，脉沉细。这患者是典型的肺、脾、肾脏气亏损，兼有阳气、阴血不足，同时还有水湿内停、痰浊阻肺。怎么治？

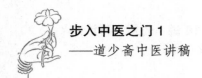
经云："上下交损，当治其中。"先健其中州，不是说"有胃气则生，无胃气则死"吗，患者已经不食，"谷不入，半日则气少，一日则气衰矣。"脾气健运了，气血生化有源，津液也就能正常输布。前哲不是有这么一句话吗，水肿"其标在肺，其治在脾，其本在肾"。所以健脾对此患者来说是首当其冲的。大凡治病，用药如同用兵，当章法清晰，前后有序，切不可眉毛胡子一把抓。水肿为患者当前最突出的症状之一，所以健脾的同时亦需利水，标本兼治。

患者有阳虚，加仙茅、巴戟天温补元阳。血虚怎么办？"有形之血不能速生，无形之气当所急固。"先固气，以防脱。血虚，西医有绝招，输血啊！中西医相互取长以补短。

方用大剂生黄芪、白参，佐以白扁豆，健脾益气；茯苓、大腹皮、薏苡仁、冬瓜皮健脾利水祛湿；仙茅、巴戟天温补元阳；湿阻则气滞，腹胀症现，故用砂仁、藿梗、陈皮利气和胃，疏泄气机，畅通水道。

有人会问，还有痰浊在肺，你没处理啊。脾为生痰之源，肺为贮痰之器啊。

用药第一剂，患者的胃口就开了，进食了，谷气得入，气有化生，说话的中气也就足了，且服药的第一天在未使用速尿的情况下，小便量增加到1650mL。有"胃气"了，就有转机的希望。

患者严重贫血，对于心衰来说是很不利的，所以心衰一有好转，就采用边扩血管边输血再利尿的方法，及时地纠正贫血。

有同学问我："老师，西医用速尿都没多少尿，用中药为什么会有尿呢？"我半开玩笑地说："速尿不能将组织的水吸进血管啊，只能排出血管内的水，血容量不足了，它就没效了。"中医的神奇就在这儿，通过整体调理，可以将体内的津液重新分布，能将组织间隙的水吸入血管，速尿就可以发挥作用了。不信的话，大家以后试试，速尿效果不好了，你辨证地加上中药，看看结果如何。《内经》不是说了吗？"饮食入胃，游溢精气，上输入脾，脾气散精，上归入肺，通调水道，下输膀胱，水精四布，五经并行……"中医讲究的就是功能的稳态——气化啊！内稳态平衡了，津液的输布、转运、排泄就能正常。证是人体功能状态健与变的信息，通过辨证，我们可以把握患者内稳态状况，使病理状态下失衡的内稳态达到一种新的平衡，这就是中医所说的"谨察阴阳所在而调之，以平为期"。

可以说在这位患者的第一次抢救中我们充分地发挥了中西医的所长。

对此治疗经过，我曾撰文发在爱爱医网站上，有学友看了，对这处方便有了似曾相识的感觉，说我就会用个参苓白术散加减，认为"此症为脾虚水泛，蛮补中气，非但于病无补，反使水湿停行不去为祸乎？"呵呵，其实这是对中医辨证施治的要点把握不够，此患者胃气已经衰败，岂可妄肆逐水，再伤后天之本？如是则必败无疑，其后的疗效充分地证明了我们治疗思路的正确性。**大凡治病，对于胃气衰败患者来说，救胃气乃最最重要的。**

接下来我们看看后继的治疗。

二、问诊不够详细，误用桂枝诱发痼疾，病再加重

2月15日。患者胸闷、气促、咳嗽明显缓解，纳食增加，口干，扪之下肢不温，水肿较前有明显减轻，舌质红，少苔，脉细数。24 小时尿量1600mL，双肺仍可闻及干湿性啰音，心电监护示心率 90 次/分，律齐。患者诉感双下肢较前轻松，阴肿减轻。

健脾利水以后，胃气得复，然水去后出现阴分相对不足的征象，故口干，舌质红，脉细数；四肢不温，为阳气不足。故治疗以益气养阴为主，同时予以通阳化饮，方用生脉散合苓桂术甘汤加减。西药继予硝酸甘油静滴，减轻心脏前后负荷。

黄芪 50g，白参 10g，麦冬 15g，五味子 6g，丹参 15g，葶苈子 10g，

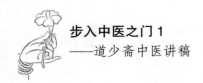

茯苓皮 15g，桂枝 3g，白术 10g，甘草 6g，薏苡仁 30g，陈皮 3g。

服方当日下午沿腰一圈疼痛难忍，遂自行停药。

2 月 16 日。病情加重，小便量仅 700mL，管床医生在使用硝酸甘油的基础上，予生理盐水 100mL＋速尿 20mg 静脉滴注，抗感染继续使用派佳舒。

2 月 17 日。患者病情进一步加重。笔者查房，患者端坐呼吸，提不上气，语声低微，倦怠乏力，不欲饮食，腹胀，卧则咳嗽不止，咳痰色白黏稠，难以咳出，水肿又明显加重，便溏，舌质淡，少苔，脉细弱而疾。听诊双肺干湿性啰音较前加重，心率 112 次/分，律齐，未闻及瓣膜杂音。

细问病史，患者家属代诉，患者自 2004 年病后，用西药效果一直不理想，后到某中医药研究院治疗，腹水明显消退，巨脾也显著缩小，所以此次病情加重后，在西药治疗无效的情况下转我院治疗。患者曾有缠腰火丹（带状疱疹），在研究院治疗时，教授们也认为水肿须温阳化饮，但每次在方中加桂枝即诱发缠腰火丹，灼痛难忍。

这次的交流，患者为我们提供了两个信息：一是对于某些急重病例，在西医无效的情况下，中医通过辨证仍旧可以取得明显效果。有了效果，患者就会对中医有信心。所以啊，学中医的人最重要的是要努力提高临床疗效，不要认为中医目前境况不好，就怨天尤人。二是中药和西药一样，存在着个体差异，存在某些药物不能服用的情况，临床问诊不可忽视。患者入院后病情一直好转，在继续使用西药、停用中药的情况下，病情再次加重，说明中药在前期的治疗过程中是起到重要作用的。

治疗在予硝酸甘油扩血管、派佳舒抗感染基础上，予糜蛋白酶等雾化吸入，必嗽平（溴乙新）口服，以促进排痰。中西医各有所长，取长补短，相得益彰。

现在我们来看看中医应如何辨证。端坐呼吸，提不上气，语声低微，倦怠乏力，不欲饮食，当为肺脾气虚之征；脾虚痰浊内生，上贮于肺，故咳嗽咳痰；肺气不宣，不能通调水道，脾虚不健，运化失司，水停而肿加重。四诊合参，患者为中气下陷、脾虚水停、痰浊阻肺。故治以健脾益气、祛湿化痰，佐以宣肺止咳。用方：

　　生黄芪 60g，砂仁 6g，白参 10g，藿梗 10g，茯苓 30g，大腹皮 15g，薏苡仁 30g，冬瓜皮 10g，白扁豆 10g，陈皮 6g，桔梗 10g，前胡 10g，杏仁 6g，升麻 3g，柴胡 5g，知母 6g。

　　大家结合前面的用方就容易理解本方了。与第一方相比，有痰浊阻肺，故在健脾渗湿的方中加了宣肺化痰之品。端坐呼吸，提不上气，大气有下陷之势，所以加用了升提的升麻、柴胡，所谓证变药亦变，用药当丝丝入扣，全方虽为参苓白术散加减，但这二味一加，实含有升陷汤之方意。为什么这么加？那是因为"心血之循环，肺气之呼吸，皆大气主之"。喻嘉言《医门法律》曰："五脏六腑，大经小络，昼夜循环不息，必赖胸中大气斡旋其间，大气一衰，则出入废，升降息，神机化灭，气立孤危矣。"张锡纯说大气"为后天生命之宗主"，"关于人身之紧要矣"。治疗心衰，我的体会，固守大气是很重要的一个环节。

　　结果在当天未使用速尿的情况下，服方后 24 小时尿量为 1690mL。我为什么老是说尿量，从事心内科的学友一定会明白，尿量多少对于心衰的患者来说是非常重要的观察指标，有尿量，心脏的前负荷就能明显减轻；心衰无尿，抢救成功的概率就小。患者的情况有明显好转，呼吸气促、咳嗽咳痰明显减轻，食欲大增，大便正常，说话中气明显上来了。但肺部啰音仍无明显改善，改用头孢匹胺（加扶宁）抗炎。

　　2 月 18 日。复查电解质，K^+ 4.02mmol/L，Na^+ 136.2mmol/L，Cl^- 109mmol/L，Ca^{2+} 1.86mmol/L。这儿请大家注意，患者入院是低钠血症，在使用中药的情况下，尽管未补钠，还间断地使用了速尿，但电解质基本恢复正常。

　　2 月 19 日。患者病后首次上床，可侧卧入睡，其前一直是每天 24 小

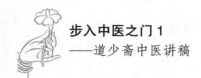

时只能坐靠在靠背椅上，咳嗽咳痰明显减轻，纳食如同常人，可以说病情较前大为好转。复查血常规：红细胞计数 $1.31 \times 10^{12}/L$，血红蛋白 32g/L，血小板计数 $176.4 \times 10^9/L$，白细胞计数 $13.9 \times 10^9/L$，中性粒细胞 0.89，淋巴细胞 0.06。患者仍旧是重度贫血，依旧采用边扩血管边输血再用速尿的方法，输注浓缩红细胞 1.5U。

治疗仍守固中焦，加仙茅、淫羊藿温阳补肾，以促气化，此不能用桂的变法。《素问·五脏生成》云："心之合脉也，其荣色也，其主肾也""脉者，源于肾而主于心。"古人有"心气根于肾"之说，元阳为五脏六腑之根本，对于心衰有阳虚者，温补元阳尤为重要。因此，加用仙茅、淫羊藿两味。用方如下：

生黄芪 60g，砂仁 6g，白参 10g，藿梗 10g，茯苓 30g，前胡 10g，知母 6g，大腹皮 15g，薏苡仁 60g，冬瓜皮 20g，白扁豆 10g，陈皮 6g，桔梗 10g，仙茅 6g，淫羊藿 10g。

其后病情日渐好转，水肿渐减，患者上肢水肿消尽，下肢皮肤出现皱褶，可在病房行走，虽腹大但不觉腹胀，饮食正常，常与查房医生们开玩笑说："你们把我的胃口弄上来了，又不让我吃多点，简直是虐待嘛！"情绪极为乐观。患者为什么开这玩笑？是因为我们要求她少食多餐，心衰患者不宜一次进食过多。

2月28日。双肺啰音基本消失，停用抗生素、硝酸甘油，其后停止全部静脉用药10余日，至3月15日病情稳定。其间只是于3月2日输血时临时用硝普纳，结合使用速尿利尿以保护心功能外，未使用任何强心、利尿、扩血管药物，一直守上方服用。服用中药期间，每日尿量都维持在1500mL 以上，3月2日输血使用速尿时尿量近 3000mL，患者的心功能明显好转。

现在我们来看看第二阶段的治疗，该阶段仍旧是把"先留人再治病"

放在第一位，患者病情再次加重时，迅速出现了脾气衰败的征象，不食，便溏，声低息微，提不上气。脾胃为后天之源、生存之本。对于上下交损的患者来说，首当其冲的是要固其中气。蒲辅周老先生说：**"胃气的存亡是病者生死的关键，而在治疗中能否保住胃气，是衡量一个医生优劣的标准"**。这句话说得很有道理，对于危重患者来说，保护胃气很重要，如果胃气衰败，则无法进一步施药，更不用谈力挽狂澜、拯救患者生命了。

实际疗效显示，采用牢牢守护中焦的方法是极其正确的，患者逐渐摆脱危险，说明先哲们的经验应当很好地效法。

三、心衰再次加重，随证施治力挽危机，再渡难关

自 2 月 19 日以后，尽管患者病情稳定，胸闷气促未再发作，不咳，饮食、二便正常，可略高枕而卧，患者腹水、肢肿虽有明显减轻，但消退速度不令人满意。3 月 15 日我们请来一位省内著名的西医心血管专家会诊，希望中西医合璧，以取得更好的疗效。

该专家在仔细地检查患者和阅览病历后，认为采用中西医结合的治疗方法已取得的疗效非常理想，关于水肿消退不满意，认为患者存在低蛋白血症所致，建议在输注人血白蛋白提高血浆渗透压的基础上，予以速尿利尿。对于心衰的患者，输注人血白蛋白是比较禁忌的，当时就有医生提出，专家的答复是一边输蛋白，一边使用硝酸甘油扩血管，以减轻心脏的前后负荷。除此办法，对于这种血浆蛋白低的患者别无良策。在密切观察病情的情况下，试试吧。

当天下午，按西医专家提供的指导意见给患者输注 20%人血白蛋白 50mL，当晚 12 时以后患者病情再次加重，胸闷气促，端坐呼吸，咳嗽，咳大量白色泡沫痰，听诊两肺大量湿性啰音，心率 92 次/分。很显然，患者在输白蛋白后，心衰加重了。当班医生予以西地兰、速尿、硝普钠强心、

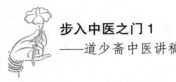

利尿、扩血管等抢救措施。

3月16日9时查看患者。病情无明显缓解，端坐不能平卧，气促喘息，咳嗽，咳白色黏痰，语声低微，气不得续，心胸、头部冷汗出，只诉"心气欲脱，心脏就要停跳"，大便溏泻，不食，舌质淡胖，苔薄白，脉疾而细微。查：呼吸30次/分，脉搏115次/分，血压120/90mmHg。颈静脉充盈，两肺大量湿性啰音，心率115次/分，律齐，全身水肿较前明显加重。

很显然，心衰急剧加重了，宗气大泄，为什么这么说呢？我们来分析一下，端坐不能平卧，气促喘息，语声低微，气不得续，这是典型肺气欲绝的表现；感觉心脏就要停跳，脉疾而细微，是心气欲脱的症状。宗气辅心脉运行并司呼吸，宗气大泄了，心肺也就要"罢工"了。所以，就目前的情况看，固摄宗气为当务之急，这也是"先留人再治病"的关键。药用升陷汤加减。心胸、头部冷汗出，为元气欲脱之征兆，加用大剂山茱萸固摄元气。同时予以硝普钠扩血管。中药用方如下：

生黄芪60g，茯苓20g，白参10g，怀牛膝20g，柴胡6g，桔梗10g，山茱萸30g，知母6g。

1剂，急煎。患者上午12时服下第一剂，下午3时就感到心气欲脱感消失，开始思食，用药后第一个24小时尿量2710mL。

3月17日。患者喘息气促明显好转，头汗止，说话中气较前明显充沛，咳嗽咳痰进一步加重，痰白质稀，纳食明显增加，大便不再溏泻，水肿无明显改善，舌质淡胖，边有齿痕，苔薄白，脉沉细。宗气已固，其证候表现为肺脾气虚、痰浊阻肺为主，治从益肺健脾、渗湿化痰。用方如下：

生黄芪60g，白参10g，茯苓30g，白术10g，前胡10g，大腹皮15g，薏苡仁60g，冬瓜皮20g，桔梗10g，仙茅6g，紫菀10g，款冬花10g，瓜蒌仁10g，陈皮6g，紫苏花6g。

守方 3 剂，并使用硝普钠，每日尿量均在 1300mL 以上。3 月 20 日患者胸闷气促有明显好转，可侧卧入睡（患者 15 日病情加重后一直端坐于靠背椅上），水肿有所减轻，但咳嗽依旧，且痰变白稠，口干，舌质淡红，苔少，脉细。查血常规：白细胞计数 12.1×10^9/L，中性粒细胞 0.95，淋巴细胞 0.034，红细胞计数 3.35×10^{12}/L，血红蛋白 94g/L，血小板计数 441×10^9/L。结合肺部听诊有大量干湿啰音，当考虑为肺部感染控制不好，遂加鱼腥草、芦根清解肺热，同时加用速尿 20mg ＋ 生理盐水 100mL 静滴利尿，减轻心脏前负荷并消肿。

这里犯了一个很大的错误：患者肺部感染，在没有典型肺热证的情况下，给予大剂量的鱼腥草、芦根清解肺热，实际上是受到现代药理研究的影响，鱼腥草和芦根有良好的抗菌作用，用了西医的理论来指导中医的用药。而寒凉药物对于脾肾阳气衰竭的患者来说是比较禁忌的。服药后病情加重，尿量急剧减少，所以 21 日病情再次发生变化。

3 月 21 日。服前方后 24 小时尿量减为 980mL，病情再次加重，喘息气促不能平卧，短气不足以息，精神萎靡，声低息短，头胸冷汗不止，咳嗽，咳痰色白质稀，口干思饮，不食，大便不能自控，水样便随矢气而出，四肢不温，双足底扪之冰冷，舌红少苔，脉沉细欲绝。此系下焦元阴元阳衰败亡脱征象，急予以补阴摄阳、固守元气，以《冯氏锦囊秘录》全真一气汤加减施方，并使用硝普钠。中药方如下：

红参 15g，制附片 6g，麦冬 10g，五味子 10g，怀牛膝 15g，山茱萸 30g，当归 10g，桔梗 10g，白术 10g，紫苏梗 15g，熟地黄（砂仁拌）20g。

3 月 22 日。服方后 24 小时尿量 2000mL，喘、汗减，大便能自控，四肢变温。效不更方，守方 1 剂，为进一步提高疗效，加用速尿 20mg，以利尿减轻水肿。

3 月 23 日。患者端坐体位，呼吸尚平稳，说话中气很足，诉昨日口干

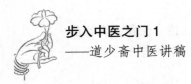

难忍，全天饮果汁、白开水共 1700mL，小便量 460mL，头汗渐止，咳嗽，咳白色泡沫痰，量不多，思食纳可，自觉腹不胀，四肢扪之温暖，舌淡红，苔白少，已有津液，脉沉弦有力。查：面部水肿有所加重，双肺仍有大量干湿啰音，心率 90 次/分，律齐，周身高度水肿。

患者纳食增加，语声响亮，脾气渐复；四肢温暖，肾阳已固，此脾肾气阳已复。患者以咳嗽、咳白色泡沫痰、周身颜面水肿为主症，舌淡红，苔白少，脉沉弦。证属肺气不宣，水道通调失常，法当从肺论治。用方如下：

白参 10g，黄芪 50g，桔梗 5g，桑白皮 10g，葶苈子 10g，枇杷叶 6g，紫菀 10g，款冬花 10g，薄荷 6g，茯苓 50g。

西药予以硝普纳 25mg＋5%葡萄糖注射液 250mL 静滴，速尿 20mg＋生理盐水 100mL 静滴，西地兰 0.2mg 静注。

3 月 24 日。患者咳嗽明显减轻，头汗止，纳可，舌质淡红，苔白，脉沉细，全天尿量 1100mL。中药在前方的基础上加大腹皮理气利水。西药仍予以硝普纳 25mg＋5%葡萄糖注射液 250mL，停用速尿。

3 月 25 日。加大腹皮、生姜皮利水。

3 月 27 日。加猪苓、泽泻等利水。

有一点请大家想想，为什么在使用全真一气汤前用速尿无尿，而加用该方后，24 小时尿量会 2000mL 呢？那是因为元阳得固，气化有司。而第二剂同时使用速尿，24 小时尿量只有 460mL，出现口干思水、小便少呢？一是全真一气汤使用后元阳得复，气化有司，大量蓄于体内的水液在短时内排出，水去过多，阴伤未复，所以口干难忍，全日饮水 1700mL 多，所以尽管同时使用速尿，但尿量不多。接下来的辨证从中医的角度看，患者留下的是太阴肺经的症状，所以改从肺论治。

病情至 29 日稳定下来，咳嗽明显好转，水肿显著消退，饮食几近正常。

数日后天气突变，气温陡升，夜间脱衣贪凉受寒。次日病情剧变，高热不退，咳嗽，心衰随即加重，神昏不食，经中西医竭力抢救，于当日下午又不治而亡。

尽管该患者最后不治而亡，但其中几次度过危机，中药的使用经验仍有可以借鉴的地方，第一、二次加重，胃气衰败，益气健脾，病情转平稳。第三次加重，表现为宗气大泄的证候，固摄宗气得以缓解。3 月 21 日病重表现为真阴真阳亡脱的征象，补阴摄阳，病情好转。倘若这患者一直寄希望于西医可能早就死亡了。

综观全案，我是牢牢地把固守正气放在了第一位，培补中气、补摄宗气、固守元气实为危重病抢救中"留人治病"的三大关键。

临床治病要时时有"先留人再治病"的思想，比如说肿瘤患者，后期正气衰败，不可妄用攻坚化瘀之品；失血患者，"有形之血不能速生，无形之气当所急固"，治疗时要急急固气摄血，所谓"留得一分津液，便有一分生机"，必要时要配合输血，不得谓西医手段即不用，任何医学都要从其他学派取长补短。

固守正气是运用中医药抢救患者极为关键的地方，但有些时候，对于一些重症，亦当活看。而对于一些邪实正不虚的患者来说，有一句话这么说，"邪不去则正不安。"我们科一个老大夫，到某医学院附二院会诊一个18 岁的男性患者，高热一个多月，西医最后还是没能确诊，患者是一天不如一天，全身插满了什么鼻饲管、吸氧管、导尿管、输液管等。经过四诊合参，他当时就认为是热毒为患，投大剂清瘟败毒饮，2 剂而热退，病情随即好转，5 日后患者出院，来我院找这老大夫复诊。当时我站在一边，闻其诊治经过，对其用药十分敬服，问其治疗思路，老大夫就说了这么一句，"邪不去则正不安。"

总之，**高明的中医也好，西医也好，治病都会做到抓关键，根据病情作出准确判断，会把挽留患者生命、赢取进一步治疗机会放在首位。**因此，"先留人再治病"的思想在危重患者抢救治疗时要时刻牢记。

第 19 讲　心衰临床辨治体会

——说说心衰临床运用中药常见的错误

在我的讲稿中多次引用重症心衰治疗案例，可能大家很难归纳出用药规律，下面我和大家说说我在临床上辨治心衰的体会。

各种原因导致的慢性心衰，临床极为常见。在大部分人心目中，心衰西医疗效高于中医，其实不然，心衰的患者经西医治疗，效果并不像想象中的那么理想，常反复发作。在讨论中医治疗前，有必要对西药治疗进行一下简单回顾，了解其优势和存在的一些难题。

西医治疗心衰的基本原则是强心、利尿、扩血管。我们先看看这三点。

强心的目的在于增加心肌收缩力，从而增加心排血量，临床多使用正性肌力药和非正性肌力药。但这种治疗方法，实则是"疲马加鞭"的笨办法。衰竭的心脏就好像一匹疲惫不堪的马，而强心剂就像一条抽打马的鞭子，用抽打的办法迫使一匹无力行进的马儿继续奔跑，迟早这匹马会累死。大量研究证明，使用强心药并不能使患者的死亡率下降。

利尿药是心衰治疗取得成功的基石。它可以减少血容量，减轻周围组织水肿，减轻心脏前负荷，减轻肺水肿，能迅速缓解心衰症状。然而从事心内科的人都知道，利尿药存在很多不足之处，随着心衰的发展和利尿药的长期使用，利尿药抵抗常常使心衰治疗变得举步维艰，也就是说利尿药临床疗效越来越差，甚至使用大剂量、多种利尿药联用也很难发挥良好的利尿作用，从而使心衰的临床症状难以缓解，这是目前西医面临的一个难题。不仅如此，利尿药常常导致电解质紊乱，如低钾、低钠、低氯等，每每诱发严重的心律失常等。

血管扩张药可以有效减轻心脏前、后负荷，减轻体循环和肺循环阻力，从而增加心排血量，但血管扩张药的长期使用可以使受体衰竭而产生耐药性，甚至无效。

从 20 世纪 90 年代开始，心衰的治疗注重神经内分泌的调整，主要用药有血管紧张素转换酶抑制药（ACEI）和 β 受体阻滞药，ACEI 虽然疗效肯定，但也存在一些问题，如晚期患者使用易出现低血压、肾功能不全，咳嗽的不良反应也常常导致治疗依从性差。β 受体阻滞药有明显的负性心力作用，重度心衰使用常常受到限制。

由于西医治疗方面存在着种种难以克服的问题，这就给探索中医药治疗心衰带来了机遇和挑战。通过多年的临床摸索，我们积累了很多经验。下面我就和大家说说我在临床上治疗心衰的体会。

一、言病机，心衰系本虚标实

心衰多由心病久病不愈或失治误治，迁延数年而来，少数系重病大病脏器受损而致。其病机关键是本虚标实。虚多表现为气虚、阳虚，而阴虚、血虚者亦有之。大凡肺心病、冠心病、高血压心脏病、风湿性心脏病、甲状腺功能减退等导致的心衰以气阳虚为多见，甲状腺功能亢进导致心衰者常有阴虚表现，血虚者多见于贫血性或肾衰竭日久者（由于促红细胞生成素减少而致贫血）。此是大概，临证时不可胶柱鼓瑟。

心衰患者舌红无苔不能作为阴虚证主要体征，单出现这种舌苔多与目前使用西药利尿有关。大家可以回想一下临床所见，只要使用利尿药数日，一般多有舌红无苔、口渴等症，此是药物所致，当记住。

下面是有关心衰病机必须记住的要点。

1. 本虚　多表现为气虚、阳虚。阴虚少见，即使有之，也多合并有阳气不足。

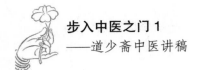

2．标实 ①水液内潴：面浮，腹水，阴囊水肿，下肢肿，甚或四肢肿。②痰浊内阻：咳嗽，喘息气促，难以平卧，痰多呈白色泡沫痰，清稀易咳出。③血脉瘀阻：口唇发绀，指甲青紫，舌质紫暗，下肢皮肤青紫。

以上是从大的方面讲。具体来说，心衰不可忽视的关键病机主要有三个方面：一是宗气虚，二是肾阳虚，三是脾气虚。此三点尤当牢记。后面我们会详细谈。

气虚、阳虚为心衰病机最重要的方面，在治疗中切不可轻易地损阳耗气，此是关键。

二、论治法，当固护气阳为先

心衰多从肺胀、哮喘、水肿等入手辨治。其治疗关键是不可损阳耗气，何也？心衰日久，未有不耗气损阳者，其临床多表现为心肾阳虚、心肺气虚、心肺阳虚、心脾气虚，间或夹有水、瘀、痰。或云有阴虚水停一证，然未见一证系纯阴虚者。试想临床所见的心衰患者，有几个无动则气促、气短不足以息？心肺气虚者无时不在，不可忘之。因此，固护心气宜时刻记在心间，这是我的心得。

"久病及肾"，凡肿、喘、气促气短无不与肾有关。肿多与肾阳虚气化失司有关；喘之急者多与肾阳虚不能化气行水，以致水邪凌心射肺相联系；喘之缓者、气短气促当责之于肾气虚，肾不纳气，以及肺气虚，肺不主气。

"五脏交损，宜治其中。"中者，何也？脾胃之气。心衰日久，各脏证候均可见到，西医所言心衰证候最易理解，可参阅之。因此，治疗水肿宜时时勿忘顾护中州，况水肿之治，其治在脾，存得一分胃气，便有一分生机。

肺气虚证候为临床另一大表现，然益心气、固脾气、补肾气之药无不有益肺作用，此用药可精简之处。

最重要处，不可在用药时轻易使用有损气阳的药物。心衰日久，气竭阳耗每多见之。在第 2、3 讲中有失治案可参阅。前车之鉴，当重视之。

三、谈用药，需明辨证要点

尽管在中医古今医籍中有大量心衰的辨证心得和效方讲解，但通过临床实践，我们发现以下四点极为重要，在辨证时需时时谨记。临床上可根据"方证对应"的方法进行组方，则能很容易地把握心衰的组方规律。

（一）大补宗气是治疗慢性心衰的不弃之法

心衰患者普遍存在气短、心悸，动则加重。严重的患者在就诊时常描述说，感觉心中提不上气，气欲断而不能续，心脏就要停跳一样，心中极度恐惧不安。传统的病机分析将二症分开来分析，多认为气短是肾不纳气，心悸系心气亏虚或水饮凌心。其实气短、心悸多同时存在，应为同一病机。宗气司呼吸以贯心脉，宗气亏虚不能司呼吸则气短，甚则提不上气，不能贯心脉则感心悸心慌。通过临床实践，我们发现从宗气下陷入手治疗心衰，效果快捷显著。心衰患者宗气亏虚的辨证要点是：气短喘息，心悸，甚则感到气欲断而不能续，心跳欲停。气短系患者诉提不上气，与胸闷为主有很大区别。

只要有了这主症，临床上我们就选用《医学衷中参西录》升陷汤（生黄芪 18g，知母 9g，柴胡 4.5g，桔梗 4.5g，升麻 3g）为基本方。

临床运用技巧：必加人参 10g；黄芪宜重用，多用 50～60g；升麻、柴胡宜轻，一般仅用 3～5g；知母苦寒，易伤阳气，一般去掉。

（二）温补肾阳是治疗慢性心衰的重要基石

心衰以肾阳虚多见，多表现为面色黧黑、四肢不温，尤其以下肢不温、

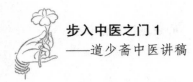

小便量少为主。具有这几个症状，则需温阳化气，宜用《伤寒论》真武汤（茯苓、芍药、生姜各三两，白术二两，炮附子一枚）加减。

临床运用技巧：去白芍，以其阴柔酸敛，不利于温阳。加干姜，以增强附子温阳作用。若有阳气不固，症见头汗出、心胸汗出、冷汗、喘甚，加煅牡蛎、煅龙骨、山茱萸各 30g。

心衰常见有舌干无苔一症，只要无其他阴虚火旺之佐证，仍从阳虚治疗。这种舌苔的形成，一是与利尿药的使用有关；二是系下焦阳虚，不能蒸腾气化，津液不得上承所致。

心衰以肾阳虚为主，很少有以肾阴虚为主者，即使有之亦为阴阳两虚。如兼有心烦热、舌干红、喜冷饮者，则为阴阳两虚，改用全真一气汤（制附子、人参、麦冬、五味子、熟地黄、白术、怀牛膝），或上方合用生脉散，加生姜皮、大腹皮、车前子、汉防己以利水。

（三）健脾渗湿为消除水肿关键

心衰常见四肢水肿、胃脘痞满、饱胀、不思饮食、大便溏泻，或一咳嗽大便即出，一小便大便即遗等症。若见之，则当健脾渗湿，在前两方合方中再加入茯苓 30g，薏苡仁 30g，即为参苓白术散意。

临床用药技巧：茯苓、薏苡仁剂量要大，必配黄芪；四肢肿甚，加大腹皮、生姜皮；必佐理气，如陈皮、砂仁，可选 1~2 味，气行则水行；不可使用收涩药，以防阻碍气机。

（四）温阳化气为消水化痰妙法

心衰若见咳痰清稀，或如泡沫，则当为寒饮伏肺或水气射肺，治当以"温药和之"，方选苓桂术甘汤。

临床使用技巧：佐干姜增强温阳作用；痰饮多，加细辛，少用止咳化痰药，重在温阳化饮。

临床上，我常从以上四点入手辨证组方，常常获得非常满意的疗效，虽看起来极为平淡，实乃多年摸索所得。

总而言之，心衰病位在心、肺、脾、肾，中医辨证用药尤以肺、肾为要。大凡喘、肿之症为心衰最突出表现，从肺、肾入手，喘平肿消，从脾、肺或心、脾入手，补肺健脾，或补益心气健脾。

四、病案讲解

在讲解心衰中医治疗要点后，我们接下来看几个典型病案。

案 1　缩窄性心包炎心衰

这个患者是爱爱医网上一个同行的祖父，周某，男性，78 岁，住长沙市桐子坡。这位同行在广东佛山开诊。其祖父因喘息气促、周身浮肿 2 月余，加重半个月，在某医学院附院心内科住院治疗，诊为"缩窄性心包炎，心包积液，二尖瓣关闭不全，心功能 4 级，肺部感染"，经用强心、利尿、抗感染等综合治疗 20 余天未见明显效果，水肿日益加重，小便量极少，每天在使用速尿的情况下不到 400mL，大便在入院后未解一次，腹胀难忍，病情日趋危重。

医生告诉其子，病情已十分危重，没有多少希望了，其子对医生的谈话理解是"放弃治疗，抬回去算了"。于是，这位同行建议他的父亲将其祖父带到我这儿求诊。

2008 年 8 月 25 日初诊。患者被抬入诊室，症见精神极差，喘息气促，动则有气欲脱之感，心悸，不欲饮食，腹胀，便秘，小便量少，双下肢肢肿如柱，其色紫暗，扪之肤冷如冰，尾骶、上肢亦肿，压之凹陷不起。舌质干萎，苔少无津，脉沉细。

为了更全面地理解病重的程度，下面我们看看实验室的检查，实录如下。

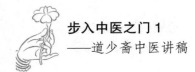

胸片（中南大学湘雅三院，片号677781，2008-08-18）：患者复查，对比2008-07-25片，现片示：心脏增大呈普大，心型大致同前，心界向左右两侧扩大，心缘各弓影消失，心前后间隙变窄同前；双肺野纹理仍增粗，两肺野散在斑点状模糊阴影较前增多，右侧叶间胸膜增厚较前改善，右肋膈角仍变钝。余况同前。影像学诊断：心脏增大并心包积液、肺淤血并右侧少量胸水；双肺感染较前进展。

心脏超声（中南大学湘雅三院，超声号2008-08180022）：LV 53mm，LA 50mm，RV 58mm，RA 85mm，EF 68%，FS 38%。左房、右房、右室增大，左室大小正常，主动脉和肺动脉内径正常，房室间隔回声连续，室间隔与左室后壁之间可探及长约39mm的强回声带，室壁运动欠协调，三尖瓣舒张期关闭时有裂隙，宽约14mm，余瓣膜成分清晰，启闭自如，前心包脏层回声增强，增厚，厚约7mm，内可探及絮状强回声带，前心包收缩期和舒张期可分别探及15mm、12mm深的液暗区；于收缩期后心包可探及5mm深的液暗区；后心包底部舒张期和收缩期均可探及7mm深的液暗区。

超声结果提示：三尖瓣关闭不全并重度反流；左房、右房、右室增大；室壁运动欠协调；左室假腱索；二尖瓣、肺动脉瓣、主动脉瓣轻度反流；前心包脏层增厚，回声增强，心包积液，心包腔内纤维光带。

因患者仍在该院住院，建议西药治疗听从该院的医嘱进行，另外加用中药。

在看我的处方以前，请读者先按照前面我所谈到的中医治疗心衰的要点自行辨证，并开出处方。临床学习别人经验或者读名家医案都要养成这样的习惯，在看完病案后，不要立即看方药，要先列出自己的分析，然后与作者所拟的诊疗方案相比较，看看有什么出入，再想想为什么。这是学好中医的方法之一。

接下来我们一起分析，看看患者主要的病机是什么，该怎么开方。

患者精神极差，喘息气促，动则有提不上气之感，心悸，为心肺气虚之征；小便量少，双下肢肢肿如柱，其色紫暗，扪之肤冷如冰，尾骶、上肢亦肿，压之凹陷不起，说明存在肾阳气亏虚不能化气行水、脾虚不能运化水湿的病机；不欲饮食，腹胀，乃脾虚气滞之征。

综合分析，心、肺、脾、肾俱已受损，不仅有气阳亏虚之本，还有水湿内停之标。古人说："五脏交损，宜治其中。"中焦得固，则上焦心肺气虚方可得充，下焦先天之亏才能得固。治从中焦入手，用方如下：

白参 10g，生黄芪 30g，白茯苓 30g，生姜皮 6g，大腹皮 10g，制附片（先煎）10g，桂枝 10g，陈皮 10g，砂仁 10g，薏苡仁 30g，炙甘草 10g。3 剂。

每日 1 剂，水煎，分 2 次服。

方用参、芪大补脾胃之气；伍茯苓、薏苡仁健脾化湿；附、桂温脾肾之阳，并化气以行水；陈皮、砂仁理中焦之气以消腹胀；生姜皮、大腹皮利水以消肿；炙甘草调和诸药。

但在分析病机和处方用药的时候，好像把舌质干萎、苔少无津、脉沉细这一组症状忽视了。舌质干萎、苔少无津、脉沉细在《中医诊断学》中应系阴亏之候，而处方用药中并未顾及养阴，为什么呢？

其实在前面的有关章节中，我们谈到过心衰患者出现这种舌象应该怎么分析。这种舌象在住院的心衰患者中主要有两个病机，一是使用了西医的利尿药；二是中医所说的下焦阳气亏虚，不能蒸津上承。如何辨别是真阴虚，还是阳虚不能蒸津上承？主要看患者是否存在畏冷、下肢不温，喜温饮还是喜凉饮。

3 天后，也就是 8 月 28 日复诊，患者未来。患者儿子说上方在诊病当日下午 4 时服用，服药后 3 小时解小便 500mL 多，其后每天尿量在 1000mL 以上，肢肿明显减退，喘息大平，大便得解，腹胀随之减轻。

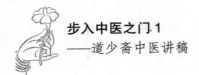

其儿子接着说，昨晚患者病情加重，抢救了一夜。问其原因，说医生在看到病情明显缓解后，考虑患者血浆白蛋白低，昨日下午输注白蛋白 1 瓶，随后即出现喘息气促、冷汗淋漓、烦躁不安、咳吐大量泡沫痰，经抢救症状缓解。很显然，这是输注白蛋白加重了心脏负荷所致。缺乏经验的心内科医生，在心衰的治疗中常常犯这种错误，临床并不少见。目前患者仍心悸不安，有濒死感，感心气欲脱，便溏，一解小便，大便即随之而出。

心悸不安，有濒死感，感觉提不上气，有欲脱之感，便溏，一解小便，大便即随之而出。一派典型的宗气、脾气欲脱之象。先固宗气，宗气一泄，则心肺之气必绝，纵有神仙手眼，亦难起死以回生。方以升陷汤加大剂量山茱萸固脱，此乃张锡纯经验。处方如下：

白参 10g，生黄芪 30g，升麻 3g，柴胡 5g，桔梗 10g，山茱萸 30g。3 剂。

嘱其早服此方，晚服一诊方。为什么采用这种服药方法，请读者思考。

8 月 30 日，家属再来求方，说患者用上述服药法后病情即见明显缓解，水肿已消退很多，考虑前期西药治疗效果不好，吃中药后才见明显效果，遂自己要求出院。说带了地高辛、速尿片。嘱其西药按医嘱，中药以一诊方再予 5 剂。

9 月 1 日，患者家属来电说，停了早服方，患者气短、心悸再发，尿量也减少。很显然，患者宗气未固，仍嘱其再购早服方，依旧是早、晚各一方。

早、晚用方不同，这种治疗方法在古代医家的著作中很常见，叶天士医案中尤多，读者可在学习其病案时多加体会。其实这也是病重之极采用的变法。上午为阳气上升之时，最宜补气升阳，故早服升陷汤，升补宗气以固脱，下午服用一诊方，乃标本同治之法。

9 月 7 日，患者在搀扶下缓慢步入诊室，症见水肿明显消退，静息状况下已无明显胸闷气促之感，四肢仍欠温，病情稳定，守前法再进。处方如下：

白参 10g，生黄芪 30g，白茯苓 30g，生姜皮 6g，大腹皮 10g，制附片 10g，桂枝 10g，陈皮 10g，砂仁 10g，薏苡仁 30g，炙甘草 10g，山茱萸 20g。10 剂。

9 月 17 日，患者再诊，腹水全消，下肢膝以上水肿亦退。诉心悸，气短，不食，欲呕，两眼昏蒙黄视，口干。诊其脉迟且结代，舌干萎无津。做心电图发现室早、二联律，心室率 40 次/分。再问家属，发现地高辛每天使用 0.25mg，已经连续 1 个月，很有可能发生了地高辛中毒。建议住院观察治疗，患者拒绝，并拒绝任何生化检查。告知其危险性，停用地高辛，并加用口服氯化钾，权开一方，以尽人事，先救其胃气。

黄芪 30g，沙参 10g，麦冬 10g，玉竹 10g，芡实 15g，石莲子 10g，云茯苓 30g，石斛 10g，法半夏 10g，陈皮 10g，炙甘草 10g。5 剂。

洋地黄中毒，中医如何开方，并无成熟经验可效法。但根据其临床表现，可以找到中医的证候谱。气短，不食，欲呕，两眼昏蒙黄视，口干，舌干萎无津，可以断为胃之气阴两亏、胃气上逆证，故方以益胃汤加减，补益气阴，降逆止呕。

9 月 23 日再次复诊，患者精神好转，强过以前诸诊，自行步入诊室，胃气已经来复，每日可进食米粥，偶有腹胀，肢体水肿进一步消退，舌干萎无苔，脉沉细。听诊心律齐，心率 70 次/分。胃气已复，治疗仍守中焦，健脾益气中佐以养阴之品，伍以利水之品，少配桂枝以通阳。用方如下：

生黄芪 30g，白参 5g，云茯苓 30g，沙参 10g，麦冬 10g，石斛 10g，生姜皮 6g，大腹皮 15g，陈皮 6g，砂仁（后下）4g，薏苡仁 30g，谷麦芽各 10g，桂枝 3g，炙甘草 10g。7 剂。

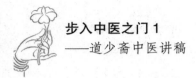

10月1日复诊，饮食好，生活已完全自理，水肿已消尽。守上方再进。

10月7日复诊，病情稳定，守前方再进。患者儿子说了一句很有意思的话："在西医院花了三万元，还不如看中医花三百。"我写下这句话的目的，不是诋毁西医，而是要干中医的人树立信心。

案2　冠心病合并重度心衰

接下来我们再看一个冠心病重度心衰病例的诊疗过程。希望通过对本案的学习，能有助于大家进一步掌握心衰中医辨证施治的技巧。

这个患者来自深圳，是个网诊的病例。其治疗全是靠电话和信件了解四诊必需的资料。当然脉诊缺，舌诊靠数码照片。下面是家属提供的资料。

2008年1月9日初诊。黄某，男，73岁。2001年因急性广泛前壁心梗，放了两个支架（前降支、回旋支）。因溶栓时间过晚，部分心肌坏死，不可逆，心功能很差，心衰。因心率过缓，房室传导阻滞三度，2007年11月5日于右心室安装单腔起搏器（因有房颤）。现症见：平卧不能入睡，喘气困难，咳泡沫痰，有时痰中有粉红血丝或淤血块，量不多，四肢不温，畏寒，双脚浮肿，尤以右脚为主，肿至膝关节，时间约一个半月。大便每天2～3次，为软便，偶尔次数稍多。超声显示：肝脏轻微淤血，腹部无积水。

既往有磺胺类药物过敏史；有高血压病史，现用药物控制，血压为（100～120）/（70～80）mmHg；患有糖尿病，现用胰岛素控制，餐前血糖5～6mmol/L，餐后血糖9～11mmol/L；前列腺肥大增生，排尿困难，特别是在22时至凌晨1时，现口服保列治(非那雄胺)。肾功能差，肌酐130～140μmol/L，尿素氮10mmol/L左右，尿酸600μmol/L。

现正住院，西医治疗。近3天，每天服速尿和安体舒通（螺内酯）各120mg利尿治疗。每天水摄入约1600mL，排出2000mL左右，但腿部不见消肿。双腿做了彩超，结论是血管没有明显堵塞现象，动脉血管中有粥样斑块。

传来的资料还有：心脏超声显示（深圳市人民医院，200712260017）：LV 71mm，LA 51mm，RV 37mm，LVEF 15%，FS 14%。结果提示：全心扩大；左室心尖部、前间隔（心肌纤维化）及前壁心肌病变；左室舒张及收缩功能显著降低；轻中度二、三尖瓣反流，右房压及肺动脉压增高；主动脉硬化；起搏器位置正常。

腹部 B 超（深圳市人民医院，200712240004）示：肝淤血。

胸片（深圳市人民医院，X148744）示：双下肺感染，左侧少量胸腔积液。

传来的数码照片显示：舌暗红而干，中心有少量燥苔。下肢重度凹陷性水肿。

现在我们根据提供的以上资料来进行辨证分析。

四肢不温，畏寒，双下肢浮肿，提示下焦肾阳气亏虚，不能气化，水饮内停；卧不能入睡，喘气困难，咳泡沫痰，提示水饮上射于肺；大便每天 2 ~ 3 次，为软便，偶尔次数稍多，提示脾气亏虚，脾虚不能健运也为水肿病机之一。因此，其病机关键为肾阳亏虚、脾失健运，治当以温阳化气、健脾利水。

关于用方，请大家回顾一下前面第三条所说的相关内容。根据前面我们谈到的辨证用方规律，四肢不温，畏寒，双下肢浮肿，当选用真武汤；此患者虽无腹泻，但有大便次数多，也属脾虚，当合参苓白术散；咳泡沫痰为寒饮伏肺，又需联用苓桂术甘汤。这样基本组方就出来了，其加减请参阅第三条相关临床用药技巧以分析之。用方如下：

制附片（先煎 40 分钟）10g，桂枝 10g，白参 10g，生黄芪 50g，白茯苓 30g，五味子 10g，麦冬 15g，山茱萸 20g，炒白术 15g，生姜皮 6g，大腹皮 10g，桔梗 10g。5 剂。

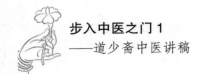

　　为什么又合用了生脉散？因患者传来的照片显示有舌干红，舌中有燥苔，提示在阳虚的基础上兼有阴亏的因素。另加桔梗宣肺，有助于利水，实乃"提壶揭盖"之法。

　　另告之，地高辛、倍他乐克、安体舒通、消心痛（硝酸异山梨醇酯）等按原医嘱，速尿片建议每周使用 2～3 次，视情况再进行调整，不宜过度利尿，以免产生严重低钾、低钠。中药对症后有很好的利尿作用，如有效，可逐渐减少速尿用量。

　　1 月 11 日开始服药，16 日患者的女儿发来邮件说："谢谢您解决了我们一个多月以来困惑难解的问题。吃您一付药就见效，五付药后两小腿肿胀基本消除。恳请您继续给予治疗""利尿药已减量，为速尿 60mg，安体舒通 40mg。"

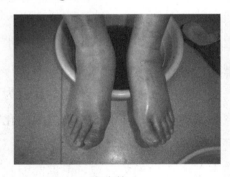 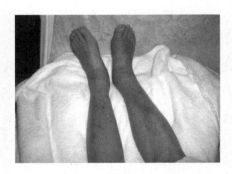

治疗前　　　　　　　　　　　　　　5 剂药后

　　其后在此方基础上化裁，三诊后，喘、肿、痰好转，患者出院，其后失去联系。

　　至 5 月中旬，患者再次出现下肢水肿，与我联系索方，说服药病情缓解后不好意思再给我增加麻烦，所以守方连用 3 个月，病情一直很稳定。后来出现了全身红疹，瘙痒不堪，经西医抗过敏治疗无效，停服中药后红疹消失。其后停药近 1 个月，最近双下肢又有轻度水肿。

　　根据了解的情况，予以真武汤加减组方，未想次日传来两张照片，说服方后再次出现全身红疹，同上次的完全一样。

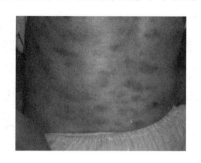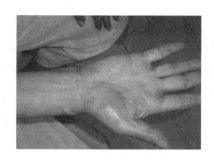

　　查了一下最后的一诊方，其中附片为 15g，3 个月共用了 1350g。当为久服附、桂以致热毒内郁而发疹，此次真武汤加减组方，方中有附片，故毒疹再现。遂改以健脾利湿法治疗，未服用抗过敏药，肿消疹退。可见，纵是阳虚阴盛之人，辛温之品亦不可用之过极。经云："谨察阴阳所在而调之，以平为期。"不可忘也。

　　讲述此案的目的，除帮助大家掌握心衰的证治外，就是要告诉大家，在目前火神派广为流传的情况下，不可盲目追求大剂量、长疗程地使用辛温药，以免贻害患者，造成终身遗憾！

案 3　扩张型心肌病并重度心衰

　　接下来我们看一个扩张型心肌病的辨证施治过程。

　　这位患者最早是通过网络找到我的。患者徐某，益阳市南县人，男，52 岁。患扩张型心肌病 7 年，每年多次住院治疗，至 2009 年 7 月 2 日来我这儿就诊前，仅 2009 年上半年就住院 4 次。来诊的时候，患者极度绝望，当时是面色黧黑，面肿，肢体高度浮肿，下肢肿得像柱子一样，按之如铁硬，皮色紫暗，丧失了生活自理能力。经过中药治疗，水肿很快消退，心功能明显改善，生活得以自理。曾送一匾，上书"妙手回春"四字。至此次就诊，其间 11 个月未曾住院治疗。此是闲话。

　　通过大量临床实践，我们可以肯定地说，中医药治疗心衰可以做到四

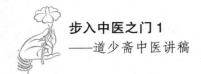

点：①可以明显地改善患者生存质量；②可以减少患者的住院次数；③可以快速有效地解决西药利尿药抵抗，减少西药的使用量；④部分患者心脏明显缩小，射血分数大幅提高。并且可以降低治疗费用。大部分顽固性心衰合用中药，效果常出人意料。

2010 年 6 月 3 日，患者因感寒出现肺部感染，病情迅速加重，再次出现重度心衰，来诊前在益阳市某医院住院治疗 1 个月无明显效果。7 月 9 日与我电话联系，建议其转我院，接受中西医结合治疗。

入院时症见：胸闷气促，动则加重，不能平卧，彻夜不眠，心中烦热，口干，全身满布红色痱疹，瘙痒，四肢不温，双下肢水肿。舌质暗，苔白滑，脉沉细结代无力。巩膜黄染，颈静脉充盈，心率 108 次/分，律不齐，心音强弱不等，二尖瓣区可闻及 4/6 级收缩期吹风样杂音。双中下肺可闻及湿性啰音，肝肋下二指，腹膨软，双下肢凹陷性水肿。

心脏超声显示：LV 93mm，LA 51mm，RV 25mm，RA 56mm，EF 23.4%。B 超示肝淤血。可以说心衰很重。

入院治疗时西药用的是硝普钠、缬沙坦、速尿、螺内酯、地高辛等。处理基本与西医院无出左右，只是硝普钠静滴西医院用的是 50mg，每日 2 次，改成了每日 3 次。中药以真武汤加减，用方如下：

制附片（先煎）10g，白术 10g，茯苓 10g，白芍 10g，葶苈子 10g，生姜 3 片，大枣 10 枚。

7 月 11 日查房。服前方，小便量有所增加，下肢水肿较前有所减轻，但其他方面无明显好转，仍胸闷气促，动则加重，不能平卧，烦躁益甚，畏热，袒胸露体（病房有中央空调，其他患者都盖薄毯，唯他只穿一短裤），诉心中烦热难忍，不能入睡，但四肢扪之仍冷如冰铁。舌质暗而干红，脉沉细结代无力。

病已至此，该如何辨证呢？为什么服一诊方烦热加重？请大家思考。

其实，我们科的医生可能平时受我用方的影响，在辨证时产生了误差。平时治疗心衰患者，即使有舌干无苔，大部分的时候，我都只使用温阳的药物，很少使用益阴药。理由仍然是两点，舌干无苔，一是西药利尿药使用所致，二是中医所说的下焦阳气亏虚、不能蒸津上承所致。受我的影响，所以他就认为舌干红并非阴虚之征，因此，用方以真武汤温阳化气利水，加葶苈子泻肺平喘。

前面我们讨论心衰病机和证治要点时说过，心衰一般以阳虚为主，很少有单独的阴虚，即使有之也是阴阳两虚。舌干无苔，到底是阳虚还是阴虚，尚要结合四诊加以综合分析，若无其他阴虚之征，则为阳虚不能蒸津上承所致。若兼有心中烦热、口干、喜冷饮，则有阴虚。

接下来我们一起来分析患者的病机，四肢扪之仍冷如冰铁，脉沉细无力，为典型的阳虚症状；烦躁益甚，诉心中烦热难忍，不能入睡，畏热，袒胸露体，加之舌干无苔，存在阴虚无疑。综合分析，就是阴阳两虚、水湿内停了。前面我说过阴阳两虚的心衰效方首选全真一气汤。以该方加大腹皮、猪苓、茯苓皮，增强利水消肿作用。用方如下：

制附片（先煎）10g，白参10g，麦冬10g，五味子10g，怀牛膝10g，熟地黄20g，大腹皮10g，猪苓10g，车前子10g，生黄芪50g，茯苓皮30g。

每日1剂。服上方后，躁热心烦明显好转，至7月17日，胸闷气促、呼吸困难明显缓解，心中烦热除，不再畏热，下肢水肿消失。仍守上方。

7月21日。呼吸困难基本缓解，颈静脉不充盈，双肺湿性啰音消失，下肢无水肿，舌质暗，苔白滑，脉沉细。心衰基本控制，全身满布红色痱疹消失几尽，予带药出院，回当地治疗。

作为一个扩张型心肌病重度心衰的患者，短短12天，病情缓解出院，这是单用西药很难做到的。选讲此案的目的，希望大家能够从中掌握心衰阴阳两虚的辨证要点。

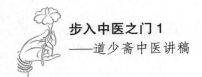

案4 冠心病并重度心衰

再给大家说一个用纯中药治疗的心衰急症病例。

某年，我返回故里，一个小山村，村里有一 50 余岁老者，久病，乡医治疗效差，病极重，村民均言要进棺材了。大家见我是大医院回来的医生，于是乡里唯一一个学徒出身的中医出面要我诊治一下，他曾给患者多次诊治，一是希望能让患者好转，二则想学学我的绝招，呵呵。

患者仰靠于床，喘息不能平卧，胸闷气促，咳嗽，痰多清稀、呈泡沫状，双下肢重度水肿，扪之不温，心悸有欲脱感，小便量少。查体：面色黧黑，颈静脉充盈，以耳贴胸壁可闻及两肺大量的湿性啰音，心音强弱不等，心律不齐（无听诊器），腹膨，叩诊有移动性浊音，肝肋下二指，双下肢重度水肿。舌质淡胖，边有齿痕，脉结代，极细弱。

详问病史，拟诊冠心病、心衰3级、快速房颤、肺部感染。我只能说拟诊，这全是中医的望、闻、问、切，没有任何的西医检查，大山里医疗条件落后。

辨证为心肾阳虚、水饮内停，水饮之邪凌心射肺，有心阳欲脱之象。治以温阳化饮、宣痹通阳。方用真武汤合瓜蒌薤白桂枝汤：

制附子（先煎）20g，红参 15g，白术 10g，白芍 10g，生姜 15g，桂枝 10g，瓜蒌 15g，薤白 10g，茯苓 30g，生黄芪 50g。3 剂。

粗看这方子违反了"十八反"，为什么我要这样用？看看哪位学友能回答上来。这里是运用了中药配伍中"相反相激"的技巧，以增强其温阳蠲饮的功效。

配好药，煎好，于晚上 6 时服下，是夜患者不断咳吐大量清稀痰涎，至晨痰积一大痰盂，视之有 1000mL 之多，小便量大增，近 2000mL。次日喘息、咳嗽大减，下肢肿已减其半。3 剂用完，前方去瓜蒌，加桔梗 10g，细辛 3g，五味子 10g，山茱萸 20g，红参减为 10g。再进 5 剂，患者咳微，纳食增加，下肢水肿尽消，可略高枕而卧。

时当返回长沙，遂对乡医面授调方之法。后回乡谈及此病例，知患者经治疗后，病情转平，1 年后再发心衰而亡。

五、述心得，当言临证易见错误

临床上治疗心衰，尤其对于初学者来说，以下错误是极易出现的，此是我临证 20 余年心得，只言片语，希望对各位有所帮助！

错误一　肺心病，外寒里饮，不假思索使用小青龙汤

肺心病常常由于受寒而诱发加重，多表现为外寒里饮，小青龙汤为正治方。然肺心病数年久咳久喘之人，肺气无不耗散，不可轻用生麻黄，宜用紫苏花、白果代之，以宣肺平喘。第 2 讲中已有详论，可参考之。

错误二　肺心病，外寒里热，孟浪使用苦寒药

肺心病日久常有心肾阳虚，若感受外邪，表现为外有恶寒发热，里有咳痰黄稠、口干等症，不可孟浪使用大剂苦寒，只宜甘凉，勿伤已损气阳，用药关键在于中病即止，表解后于益气方中佐入桑白皮、鱼腥草等味。

错误三　上热下寒证，治上而忘下

心衰多由肺部感染而加重，临床上有咳嗽、咳黄痰、发热诸症，同时有下肢水肿、四肢不温、畏寒等症，此上热下寒。初学者只观肺热证急，投清解肺热药，却忘下焦阳气虚，用药寒凉而熄已残之阳，此大忌！宜于交通阴阳方中佐入清解肺热之品，我临床喜用《金匮要略》温经汤加鱼腥草、野荞麦加减，佐入瓜蒌、贝母、桔梗、桑白皮等味，或以苏子降气汤加减，当辨证施治。

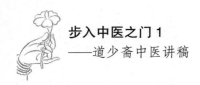

错误四　见肿就利尿，不明津液代谢之理

心衰出现水肿极为多见，初学者一见水肿就使用大剂利尿之品。孰不知，水肿形成多与肾阳虚不能化气行水、脾气虚不能转运、肺气虚不能通调水道有关，其中最重要之处在肾。肾阳足自能化气以行水，凡为气阳虚者，以温阳化气为大法，佐入健脾宣肺之药。《景岳全书》云：治水肿，"温补即所以化气，气化而全愈者，愈出自然；消伐所以逐邪，逐邪而暂愈者，愈由勉强。此其一为真愈，一为假愈，亦岂有假愈而真愈者哉？"《丹溪心法》云："水肿因脾虚不能制水，水渍妄行，当以参术补脾，使脾气得实，则自健运，自能升降运动其枢机，则水自行。"我喜以真武汤佐入大剂黄芪、茯苓，桂枝化气行水，可适当用之。然亦不可忘记辨证选方。

错误五　见舌红无苔即言阴虚，不敢使用温阳益气药

此在第 3 讲第三条中有详论，请参阅之。

错误六　补气以党参代人参，不明药效

治心衰，常需使用人参以固气，临床初学者却喜用党参代之，此为不当。党参益气而无明显固脱作用，不可因价廉而取之。我在临床上发现使用人参疗效明显高于党参。考本草多言人参有大补元气作用，而言党参多为补益脾气，二者功效相差远矣。现代药理研究证明，人参有良好的改善心肌代谢、增强心肌收缩力的作用。

这一讲讲得不多，都是个人临床心得，不成系统，写得平淡，看起来也平淡，但其得来的确不易！希望这点滴的经验对诸位学友临证或许会有所帮助，能如是，则我心足矣！

第20讲　浅说汗证的临床辨治

——兼说真假寒热证

汗有自汗、盗汗之分。经典的说法是阳虚则自汗，阴虚则盗汗。《临证指南医案》中说："阳虚自汗，治宜补气以卫外；阴虚盗汗，治当补阴以营内。"此仅言其大概，然不可拘于此。张景岳说："自汗、盗汗各有阴阳之证，不得谓自汗必属阳虚，盗汗必属阴虚也。"《中医内科学》教材里将汗证分为五个证型：肺卫不固、营卫不和、心血不足、阴虚火旺、湿热郁蒸，此言全身汗出常见证型。然临床汗证形形色色，有局部汗出、偏身汗出、半身汗出，种种不一，当博而览之，否则至临床则易掣肘。

教科书里的不再重复，简要说说临床常见的汗证证型及治法，虽不全面，但亦有可借鉴之处。

一、头汗

常见证型为阳明郁热或湿热郁蒸，前者以承气类加减取法，后者以茵陈蒿汤或三仁汤等损益施药。

少见的有肺经郁热，清肺火方中加桑叶、桑白皮。桑叶剂量宜大，大则有收汗之功。

二、心窝汗出

汗为心之液，心窝汗出常见于心阴不足或心气亏虚，生脉散加减。

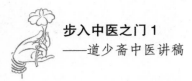
三、胸部汗出

胸为心肺之外廓。胸部汗出常见于肺气亏虚，宜补益肺气、固表止汗，补肺气方合用玉屏风散。心气阴虚者宜生脉散。

肺主气，气郁则血瘀。血瘀汗证，血府逐瘀汤加减。

四、偏身汗出

偏身汗出，或左半身或右半身汗出，常为气血不周所致，非止汗所能取效，宜十全大补汤加减。

又有气虚血瘀者，宜补阳还五汤加减。

下肢瘫痪症，汗出多在胸部以上，下体无汗，病情逐渐好转，汗亦逐渐而下，当明白之。

五、腋汗

心火旺者，导赤散加减。

六、手足汗出

手足汗出而手足心热者多属血虚，手足心冷者属气虚，于主方中加入敛汗药酸枣仁、麻黄根、碧桃干、煅牡蛎等味。亦有心火亢盛或脾胃郁热者，当随证用药。

经常多足汗者，用白矾、葛根各15g研末，水煎十数沸，每日浸洗。

七、餐后汗出

餐后汗出者，多属脾胃虚弱，运化无力，谷气郁蒸，迫津外泄，宜香砂六君子汤加减。

医案选读

下面说几个病案，看看临床上应该怎么去辨证治疗汗证。

案 1　脱影

什么叫脱影？有些朋友可能不明白，脱影系盗汗重症，言人寐中汗出，汗出浸湿床单，起则床上留一人影状汗迹。

这位患者不是我治的，是我的导师治的，但系我亲见并记录下来的。

患者为男性，30 岁，言寐则汗，醒则床上留一汗湿的人影状，病已 7 年，同时提供了厚厚的 3 本病历。我的导师先看病历，湖南众多名家为其诊治过。

看完病历，导师凝神为其诊脉，良久，问阴囊潮湿吗？答曰潮湿。性欲怎么样？答曰低下。劳则易倦吗？答曰易倦。

导师遂书脉案如下：寝汗 7 年，诸法不应，阴囊潮湿，性欲低下，脉细弱，尺部尤甚。经曰：肾病，寝汗出，憎风。从肾论治。脾肾双补丸加仙茅、淫羊藿、浮小麦、麻黄根。15 剂。

患者服方 10 剂，汗即止。15 剂服完，除劳则易倦外，诸症若失。继与脾肾双补丸加减巩固，病痊。

当时我感到很奇怪，如此 7 年沉疴，怎么问诊仅三言两语就完了，而疗效又如此神奇。导师曰：患者的病历提供了大量的信息，各种症状描述十分全面，唯无肾虚寝汗的症状记载，而阴囊潮湿、性欲低下，患者一般不会自己说出。前面的医生诸法不应，当从新的角度重新出法诊治，所以问诊虽简但并不简单。经言：肾病，寝汗出，憎风。汗证常法不应，当从肾入手考虑。

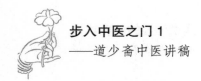

案 2　淋证夹汗证

这位患者是我治的，当时我在急诊科工作，晚上到病房找一医生有事，管床的医生便要求我给这位患者会诊开方。

某女，56 岁。3 个月前因长期打麻将憋尿不解后出现小便频数、尿急、尿痛，后在某医学院附院住院治疗 2 个月，各种抗生素用遍，症状未能缓解。膀胱镜检查未发现病变，肾检查亦正常，尿培养阴性。诊为尿道综合征。该院泌尿科专家因无良策，建议中医治疗，故来我院。来我院时血、尿、大便三大常规阴性，各种生化检查未发现阳性结果，尿培养阴性。经服用中药补中益气汤、无比山药丸、八正散，配合西药抗炎镇静（服安定每日夜尿 10 次，不服则 20 余次）等治疗月余，症状仍无明显好转。患者仍将希望寄托于中医，所以管床的医生请我出出主意。

时症见：尿频，每日多达 30 余次，排尿有不畅之感，精神抑郁，形体畏寒，每晚需穿厚衣棉裤入睡，动则短气，汗出如雨，头湿如水浸，夜寐不安，手足心热，口干，每日需饮冷水 2000mL 有余，舌质淡，无苔，但舌质上满布津液，脉沉细。治从阴中求阳，金匮肾气丸加减。

制附子（先煎）6g，桂枝 6g，山药 15g，山茱萸 20g，熟地黄 30g，牡丹皮 10g，茯苓 15g，凤尾草 15g，苦参 30g，怀牛膝 20g，菟丝子 15g，黄芪 30g，防风 6g，白术 10g。5 剂。

另用吴茱萸研末外敷涌泉穴，引火归原。

二诊。尿频明显减少，夜行 10 余次，形体畏寒大减，已可脱衣入睡，仅背部、两腿膝以上至小腹畏冷，仍口干，喜冷饮，但每天饮冷水只有 500mL，唯动则短气、汗出如雨未减。舌质淡，无苔，但舌面上仍满布津液，脉沉细。

制附子（先煎）6g，桂枝 6g，山药 15g，山茱萸 20g，熟地黄 30g，黄芪30g，防风6g，白术10g，煅牡蛎30g，煅龙骨30g，凤尾草15g，苦参30g。5剂。

另用五倍子研末外敷脐部神阙穴，收敛止汗。

三诊。汗出止，唯尿频，但次数明显减少，每次小便时感较前顺畅且量增加，轻度畏寒，不再渴饮冷水，舌质淡，苔薄白，脉沉细。

制附子（先煎）6g，桂枝6g，山药15g，山茱萸20g，熟地黄30g，牡丹皮10g，茯苓15g，土茯苓20g，苦参30g，怀牛膝20g，菟丝子15g，黄芪30g，防风6g，白术10g。5剂。

另用温针疗法，选穴关元、气海、肾俞、三阴交、足三里等。

四诊。尿频症状已除，小便顺畅，仍感轻度乏力、畏冷，舌质淡，脉沉细。嘱其朝服补中益气丸，暮服金匮肾气丸，予以出院。

现在我们来看看整个治疗的思路。此案最难理解的是患者每日需饮冷水2000mL，应该是个真热证。我们的《中医诊断学》教材中说："真寒假热，若饮冷水，必饮之不多。"而我为什么认为是真寒假热证呢？有几点请大家注意看：一是形体畏寒，每晚需穿厚衣棉裤入睡，果系热证，必少衣而卧；二是动则短气，汗出如雨，头湿如水浸，实系气虚，卫表不固，气亦阳也；三是舌质淡，无苔，但舌面上满布津液，脉沉细，果系真热证必舌红，干而无津，脉必洪数。有人肯定会问，为什么真寒证会出现渴饮冷水呢？这是因为肾气亏虚到一定程度，常常出现真阴不能摄敛真阳，以致虚阳浮于上所致，是以有饮大量冷水自救的假象。

对于这种阳虚而出现的假热证，"温之则浮焰自熄，养之则虚火自除。"其治当从阴中求阳，于益肾精药中佐入少量温阳之品微微生"少火"之气，故制附子、桂枝用量很小。临床上有很多同学一开金匮肾气丸就把这两味药剂量开得很大，此乃对于金匮肾气丸治法、组方、配伍没能掌握其真谛。

学方剂不仅要熟背，更重要的是要注意方剂药物配伍、剂量的关系。

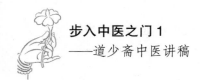

中医不传之秘即在于剂量，其实很多所谓的秘诀，并非一定要老师口传心授，读书时稍加留心便可得其半矣。

这真寒假热弄明白了，案中其他的用药也就不难理解了，不再赘言。要注意本案屡屡使用外治法，请喜爱中医的朋友注意，**对于一些难治的内科杂症，内外兼治往往可以很好地提高临床疗效。**希望大家在平时学习中注意积累外治法有关知识，并在临床中应用之。

案3　周身汗出不止案

很多人说，西医不认可中医。这个病案的患者，就是学西医的，而且是我们长沙市某医院的一位60岁的退休女主任医师。

2008年5月25日初诊。诉近两个月来，一直周身汗出不止，周身畏冷，以背部最甚，怕风，关节冷痛，不敢进食凉物，心悸，气短乏力。视其舌质淡红，舌体胖大，边有齿痕，诊其脉沉细。根据证候，断为肾督阳虚、卫表不固。治以温阳益气、固表敛汗。用方如下：

制附片（先煎）10g，桂枝10g，鹿角霜（先煎）30g，干姜6g，黄芪30g，白术15g，防风6g，煅龙骨（先煎）30g，煅牡蛎（先煎）30g，浮小麦15g，麻黄根10g，炙甘草10g。5剂。

方以四逆汤（附片、干姜、炙甘草）加鹿角霜温补肾督阳气，佐桂枝以通阳；合玉屏风散（黄芪、白术、防风）益气固表；煅龙骨、煅牡蛎、浮小麦、麻黄根收敛止汗。

这儿有个问题，古人说"用温远温"，况在炎炎夏季，南方的夏季温度高达近40℃，汗出伤阴，何以只用纯阳之品？其实古人说的"用温远温"有两层含义，一是说天热少用温药，谨防伤阴；二是说热证不用温药。此患者一派虚寒之象，用温正合"寒者热之"之法。经云："阴在内阳之守也，阳在外阴之使也。"阳气充足，才能温煦固护肌表，阴精才能内守不致外泄。所以啊，才把治疗重点放在温阳益气固表上，正所谓"治病必求于本"。

5月31日复诊。患者说，服上方1剂，病就十去八九，畏冷明显减轻，关节冷痛消失，汗出止，心悸症除，唯气短乏力未见明显好转。舌质淡红，苔薄白，脉沉细。效不更方，上方加白参10g，再进7剂。

半年后偶尔碰到这女医生，她告诉我说，服完上方病症就消失了，未再复发。同时她还问我，夏日里你怎么敢用附片温性药啊？我说，有是证，用是药。很简单的问题，就是辨证啊。呵呵。

案4　上半身汗出案

临床上的汗证可谓形形色色，下面再看一个半身汗出的病案诊疗思维过程。

这是个门诊患者，赵某，男性，64岁。2008年3月2日初诊。诉说患高血压、冠心病5年，从2007年6月开始出现心悸，上半身汗出，以左侧胸部为甚。经西医治疗半年没什么效果，于2007年12月29日来我院就诊。当时接诊的是个省级名老中医，诊后开方6剂。患者说服方后当天汗出不止加重，自认为药不对症，遂弃余药。又在院外转诊中医四五人，未效。想想私人诊所用药昂贵，可能存在唯图利、不可靠，还是到正规医院就诊吧。

说句实在话，现在的很多私人诊所的医生，受经济市场的冲击，已经忘记了医乃仁术、不可以医图利，三四十味的中药方真是非常常见。怎么区别你找的医生是否是好医生？一个最简单的方法就是看他的处方大小，小方子的医生多是辨证精确到位，用方有的放矢。此是闲话。

2008年3月1日来我院再次求诊，某教授又开方一首，未想服药当天即腹泻5次，胃脘不适，并感到提不上气，气向下坠。到我这儿初诊时，症见：上半身汗出，左侧胸部为甚，提不上气，稍动则气促、心悸，纳差，

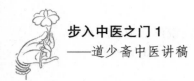

下肢冷，夜尿频，胃脘不适，舌质淡红，苔薄白，脉沉细。

这患者前后半年多未取得明显疗效，可以算个疑难杂症了。在分析此案之前，先看看患者两次出现服药不适的脉案，从中我们可以找到治疗无效的原因，也就是说通过无效脉案的分析有助于正确地分析病机。古人说过，前车之鉴，后事之师。别人没走通的路肯定不对，你得重新分析。

先看 12 月 29 日脉案：

动则心悸，上半身汗出，半夜发潮热则汗出甚，气促，食差，倦怠乏力，舌质淡，苔厚腻，脉弦。

柴胡 10g，当归 10g，茯苓 15g，白术 15g，牡丹皮 10g，山栀子 10g，知母 10g，淫羊藿 10g，巴戟天 10g，仙茅 10g，黄柏 10g，白芍 12g。6 剂。

大家一看就可能明白，这是丹栀逍遥散合二仙汤加减的方。就原脉案分析，我的看法是证当属中气亏虚。营卫出中焦，中焦不运，营卫气无化生之源，卫气虚则不能固表，所以汗出；中气下陷，阴火上承，故见半夜发潮热，潮热则汗出甚实乃阴火蒸津外泄；营气不足，动则耗气，心失所养，动则心悸也就在情理中了；气促，食差，倦怠乏力，舌质淡，苔厚腻，均为脾胃不健之征。

然脉弦与证不符，弦脉主病在肝，为什么该医予丹栀逍遥散？可能就是从脉弦结合潮热断定肝经有热。二仙汤实为调节内分泌的一个方子，该方由仙茅、淫羊藿、当归、巴戟天、黄柏、知母六味药物组成，用于治疗更年期综合征、高血压、闭经，以及其他慢性疾病见有肾阴阳不足而虚火上炎者，有温肾阳、补肾精、泻肾火、调理冲任之功。从患者年龄考虑，正是肾气走向虚弱的时候，加上有高血压，这可能是医者用二仙汤的理由了。

但是学习脉学，绝不可绝对化。古人说弦脉病在肝，或养阴以柔肝，或息风以镇肝，或苦寒以清肝。其实临床上脉学最宜活看，古人积累的脉学知识仍需进一步完善。高血压患者即使脉多弦，但不可就以弦脉而定论。患者证属中气亏虚，与脉不符，当舍脉以从证。

四诊合参，当以补中益气为正治。患者服药后为什么会出现汗出过多？大概气弱之人最不宜耗气，逍遥散乃行气耗气之方，气耗则固摄之力受损，汗出过多就更好解释了。

另一教授 3 月 1 日脉案如下：

汗出心悸，动则尤甚，半夜潮热，纳差，胃脘不适，舌质淡红，苔白厚腻，脉弦。

黄芪 20g，党参 15g，砂仁 10g，藿香 10g，茵陈 15g，黄芩 10g，厚朴 10g，陈皮 6g，云茯苓 10g，山楂 10g，鸡内金 10g，甘草 10g。

此方患者服了出现腹泻，为什么？从上段分析我们可以看出，患者的症结在于气虚，此方以健脾益气为主，基本合乎病机，服后至少不会出现明显的不良反应，但却出现了腹泻，这就需要进一步考虑。通过对上方的分析，我们可以看到方中有茵陈、黄芩两味苦寒的药物，很有可能是这两味药寒伤中阳所导致的，也就是说患者可能不仅存在脾胃气虚，而且也存在阳虚。有人会问第一方中也有牡丹皮、山栀子、黄柏、知母等苦寒的药物，为什么没腹泻，难道就不伤中阳了吗？大家看看第一方就知道，方中还有三味温性的药物，仙茅、淫羊藿、巴戟天，寒热牵制，其偏性就不明显了，所以就不会伤脾阳，因此没导致腹泻。

这是我们的推测，是否正确，需要找到佐证。"望而知之谓之神"，交流期间观其神色形态，发现寒冬已过，大家只穿两条单裤，这患者仍是厚棉裤在身，对此进一步问诊发现患者下肢冷，每日夜需以热熨，而且夜尿频频，每夜小便 3～4 次，可以证明患者下焦阳虚。中焦不得温煦了，稍进寒凉，脾胃阳气必损，食不得化，泄泻也就在情理之中了。

再回头看看患者现在的证候：上半身汗出，左侧胸部为甚，提不上气，

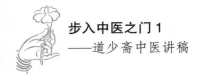
稍动则气促、心悸，纳差，下肢冷，夜尿频，胃脘不适，舌质淡红，苔薄白，脉沉细。这是一个上焦气虚、下焦阳虚的病例，如何着手？当先治气虚，为何？服药泄泻，脾胃已伤，气机有下陷之势（腹泻，感到气下坠），中焦气陷，清气不升，上焦心肺失养，汗出、心悸会加重，健脾固气为先，治病当分层次耳。

白参 5g，柴胡 5g，升麻 5g，生黄芪 30g，桔梗 10g，桂枝 10g，生白芍 10g，生龙骨（先煎）30g，生牡蛎（先煎）30g，淫羊藿 10g，炙甘草 10g。3 剂。

方以升陷汤益气升清，桂枝、淫羊藿温阳，生龙骨、生牡蛎镇静安神，收涩止汗。

3 月 5 日复诊。患者精神大振，述说数月诊治，到我这儿才见效，总算找对了医生，问我能看好吗？我说不急啊，慢慢来，久病当缓缓图之，不可操之过急。患者非常高兴，说："教授，我就找你治疗，不再找其他的人了。"

在我的博文中，我多次说到分层而治，病情复杂，不可面面俱到，用方过杂，寒热温凉并投，药性相互牵制，常常不能取得即时之效。搞临床，你拿什么取信患者，就是疗效，患者来看病，你只要一诊能缓解其一两个主要不适症状，患者就会回头来继续请你诊治，这是干临床的技巧。我在临床常按照这个思路进行诊治，所以我的患者回头率极高。

问其服药后情况，诉说汗出、心悸大为好转，气短明显减轻，仍纳差，口淡乏味，胃脘仍感不适，下肢冷无明显改善，夜尿数次无改变，舌质淡红，苔薄白，脉沉细。通过第一方的治疗，上焦的气虚症状、心悸、汗出已经得到明显的固护，比较突出的是中焦脾胃气虚的纳差、口淡乏味、胃脘仍感不适，还有下焦阳虚下肢冷、夜尿频的证候。这时候治疗当着手中下焦，健中焦和脾胃，温下元散阴邪。中下焦当同治，方可取得进一步效果。用方如下：

白参 5g，生黄芪 30g，白术 10g，砂仁 6g，紫苏梗 10g，干姜 5g，制附片 6g，炙甘草 15g，怀牛膝 15g，浮小麦 10g，防风 6g。5 剂。

这个方子很好分析，前五味健脾和胃益气以治中，合四逆汤温阳散寒，以牛膝引药下行、温下元治下，浮小麦、防风固卫以止汗。

3 月 10 日再诊。患者诉服上方后，汗出基本止住，夜间小便仅一次，心悸仅在劳力过度时发生，说走上一里路仍感到提不上气来，这点可以说明患者上焦的气虚未完全恢复，仍需进一步巩固。下肢冷未见明显缓解，并补充一症状，说两下肢冷甚就感到下肢骨头酸而不能耐受。舌质淡红，舌根苔白厚腻，脉弦。患者还说，以前吃不得一点辛辣的东西，吃了就口腔溃疡，但这次服用附片、干姜后感到很舒服，口腔也没有任何问题。这说明什么？请大家思考。

用方如下：

生黄芪 30g，白参 5g，升麻 3g，柴胡 5g，制附片（先煎）10g，干姜 6g，白术 10g，砂仁 6g，紫苏梗 10g，桂枝 10g，细辛 3g，鹿角霜 20g，桔梗 10g，麻黄根 10g，炙甘草 10g。5 剂。

药毕，诸症缓解。

第21讲　妇人尤必问经期

——从实例谈妇人内科病治疗应注重其独特的生理特点

　　中医的四诊"十问歌"中有这么一句："妇人尤必问经期，经带胎产全占验。"一般的中医或对中医缺乏真正了解的人，常把这句话看作是妇科病的问诊要点，其实不然，对于干内科的中医来说，也是非常重要的。众所周知，妇人由于生理特点不同，其病理有其独特之处，而其临床发病也常常有着独特的表现。若不明白这一层，临床很多重要的四诊要素常常会被忽视，那么你的诊疗技能就会低人一筹。"妇人尤必问经期"，别小看了这一句话，它对临床极有指导意义！

　　中医的治疗和西医的治疗有着根本的不同，西医诊治疾病从"病"入手，而中医从"人"入手，也就是说，中医十分注重疾病情况下的人的整体功能状态的评估，这就是中医所说的"辨证施治"。年龄、性别，在中医制订治疗方案时都要考虑进去，这和西医明显不同，西医是一个病一个治疗指南，不分男女老少。妇人的经、带、胎、产是区别于男性的、独有的生理特点，是内科医生在诊治疾病中不可忽视的一点。今天我们举例简要地说说妇人患内科病的四诊特点，希望读者能从中有所感悟。

案1　经行晕厥

　　这个患者是长沙建设银行的一名职员，女性，42岁。一年多来反复发作晕厥，曾在某医学院几所附院多次就诊，做了头部 CT、24 小时动态心电图、脑电图、脑血流图、颈部 X 线片、经颅多普勒等多项检查，都没确诊。经过一年多的西医诊治，晕厥该发的时候就发，一点效果都没有，上班的时候经常发作，弄得整个营业厅都不能正常工作。于是有同事提醒，既然西医不行，你去看中医试试吧。

这个患者就是这样来到我们医院的。我们是心内科，心脑血管性疾病常常在生理、病理上联系比较密切，所以这患者经熟人介绍就住到我们科了。

患者入院后，完善了相关检查，管她的主治医生当然也下不出个明确诊断来，于是就把这难题交给了我。坦率地说，看完病历及相关资料，我也说不出一二三来。但患者既然没有查出器质性疾病，那就应该是功能性了。有一点，学中医的人一定要坚信，功能性疾病，西医常常说不明白，但中医治疗有优势，运用中医理论常常可以找出疾病的症结，从内稳态角度发现人体的阴阳气血失衡所在，根据辨证结果立法组方，常能获得满意的疗效。患者是冲中医来的，我们就要发挥中医药的优势，怎么也不能让患者失望。

于是我就细细地查看患者，详细地问病史，问晕厥发作前的征兆、发作的特点、与体位是否有关，遗憾的是没找到任何有诊断价值的线索。最后，问到发作在时间上是否有规律，患者说出了一个很关键的发病特点，每次发病都在经期。进一步了解，患者一般经来前几天会感到头晕，行经前无腹痛、腹胀，也没有乳房胀痛等不适感觉，经行第一天量较少，第二、三天量较多，色淡，无瘀血块，第二、三天也就是晕厥发作次数最多的时间，少则一次，多则二三次。经行过后一周内都会感到极易疲倦，常有畏寒的感觉，很难胜任正常工作。我问患者，你这些情况以前和医生说过吗？她的回答是以前都看神经科，医生没问过，自己也认为经行时间发病与诊断无关，所以也没告诉医生。视其舌淡红，苔薄白，诊其脉细弱。

详细而周密的问诊，对于诊断疾病、判别证候来说是极为重要的，是正确辨证的基础。临床上，我们用药不能取得满意的疗效，常常是因为我

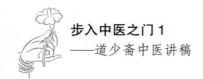

们问诊不够全面认真，没能找到疾病的真正症结所在！

很简单，按照中医来说，诊断就是个"经行晕厥"，西医可考虑诊断为"血管收缩性晕厥"。于是我告诉患者，你这病有治，最后治愈你的是中医中药，如果我不行，我再给你介绍名家。我为什么说这话？患者病久了，精神负担很重，信心不足，中医治病很强调"移情易性"，给患者以鼓励，减轻患者精神压力，对于临床取得满意的疗效来说很重要，所以有众多中医名家说"中医治人"啊！

现在，我们一起来分析一下，看看该如何进行辨证施治。首先，把症状归纳一下：经行前头晕，昏厥发作在经行量多的第二、三天，经行后疲倦乏力，常有畏寒，经行量多、色淡，无腹痛、乳胀，舌质淡红，苔薄白，脉沉细。

不难看出，这个患者病机很简单，血为气之母，血载气，妇人以肝血为先天，经行之时肝血下注胞宫，经行量多，气随血下，不能上养清窍，故发晕厥。气血实为阳气化生之源，故经行量多，其后阳气受损，所以经后有畏寒现象。法当益气升阳、调和气血，佐以温补元阳。治以补中益气汤加减：

黄芪 30g，党参 15g，白术 10g，当归 15g，升麻 3g，柴胡 5g，白芍 15g，熟地黄 20g，制何首乌 20g，仙茅 6g，淫羊藿 10g，炙甘草 6g。

方用黄芪、党参、白术健脾益气，升麻、柴胡升举清阳，当归、白芍、熟地黄、制何首乌养血和血，仙茅、淫羊藿温补阳气。为什么不用附、桂？我的临床体会是附、桂散寒之力有余，而温补之功不足，对于阴血有损的患者尤为不宜。仙茅、淫羊藿性柔质润，善于温补，且不伤阴血，所以就此患者来说，使用尤宜。炙甘草调和诸药。全方用药平淡而精简。

有人会问，住院患者你难道就只给她服中药，那样能留住患者吗？我告诉你，用了，用的什么？黄芪注射液 40mL+5%葡萄糖注射液 250mL，静脉滴注，每日 1 次。选用中药注射液，依旧是遵照中医的辨证结果。

患者服药 8 天，月经来潮，经前依旧头昏，但较以前大为减轻，整个经期患者未发作晕厥，经后也未出现明显疲倦。

这患者就来信心了，说一定要彻底好了再出院。可我劝患者出院了，为什么？妇科经病，勿须整月吃药。一般来说，在经前一周服用中药效果最好。经前为血海下注之时，气血最易紊乱，气血阴阳失衡也最易发生在此时，这时是调节阴阳平衡，使之达到"阴平阳秘""气血冲和"的最好也是最关键的时机。况且，我也要考虑我的病床周转率，每个单位都在讲效益，呵呵。

患者出院了，带方 7 剂，嘱其经前一周服用。用药第三个月经行前来复诊，述说出院后第一个月，经来小腹冷痛，经行第一天有少量黑色瘀血块，其他没什么感觉。经了解，患者是经前受寒了，行经腹痛，有瘀血块，为寒邪客于胞宫。于是在前方的基础上加用艾叶 6g，香附 6g，炮姜 3g，予方 7 剂。

第五个月患者经前来诊，述说上个月经行色、量无异常，经前无头晕，出院后经期一直未发晕厥，问还要服药否？视其舌，诊其脉，气血冲和，遂告之可停药。予以观察，追访近一年，病情稳定。

很多疑难疾病，西医常束手无策，既弄不清楚诊断，也缺少有效的治疗方法。而当我们运用中医理论的时候，很容易找到疾病的关键所在。当然，只有辨证准确，才能制定合理的治法，合理选方，从而获得满意的临床效果。

本案所使用的中医理论，可以说都在《中医基础理论》中学过，并非专职的中医妇科医生才懂，用的方剂也是每一个中医所掌握的，并非专职的中医妇科医生才明白。所以，可以这么说，中医的理论是完全能够指导临床的，问题在于你是否真正掌握了中医基础理论，是否能够真正做到在临床上合理使用！

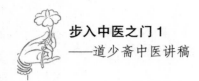

案2 狂病

接下来我们再说一个病例。这个病例是个 17 岁的女学生，湖南省益阳市人。来我这儿看病的过程很有趣。我的《步入中医之门》出版以后，很多患者通过该书了解到我，然后再来求诊。

2008 年 7 月，我接诊了一个直肠癌术后不完全肠梗阻的女患者，五十多岁，她女儿很孝顺，母亲病了，她就开始为母亲寻找有效的治疗方法。她在书店里看到了我的书，买回来读后，便带着她母亲来我这儿求诊。时在夏季炎炎七月，初诊的时候，患者下身穿着厚厚的棉裤，上身穿着棉袄，还有几件毛线衣衬在里面。一看就知道，化疗药物严重损伤了患者的阳气。诉大便数日才能一解，量极少，腹胀，矢气则舒，喜热饮。视其舌嫩白，边有齿痕，苔薄白。诊其脉极沉极细而无力。根据这些症状，我想学习中医的朋友，一般都可以断定为脾肾阳气亏虚，阴寒凝结肠内。当然了，治疗当以温通攻下。方以四逆汤合济川煎化裁，另加大黄以通便。1 剂而便通，7 剂而棉衣脱。后经调理，病情稳定，到现在快两年了。

一日复诊，这女患者问我，她的外孙女患精神病，中医能否治疗？我说你把情况简单地给我说说。她说外孙女 17 岁，患精神失常 1 年余，先在湖南益阳某精神病医院住院治疗 2 月余，该院诊断是"精神分裂症"，予西药等治疗，病情控制不佳，每月必发。由于西药的不良反应，服药半年后，出现了反应迟钝、两目呆滞无神、整日不语。而其发病一直没停过，每月该发时就发。其父认为西药毒性大，对孩子病情又无效，心痛孩子，于是自行停用了所有的西药。每次孩子发作时，就请道士在家中设坛"跳大神"，但病情根本无改善。家里就这么一个孩子，全家人十分痛苦。听完其诉说，我十分同情，就说你把孩子带来看看吧。

2009 年 2 月 10 日，女患者带着其外孙女走进了我的办公室。女孩个子高挑，外貌也非常好，这样一个好女孩儿，却被疾病折磨得面色晦暗，两眼呆滞无神，家人要是不痛苦欲绝那才怪了。

我先仔细阅读了患者的病历，西医院的诊断是"精神分裂症"，曾经用过的治疗药物有氯丙嗪、碳酸锂、利培酮等。

女孩正在疾病发作的间歇期，尽管思维迟钝，但仍可问出一些症状来。女人以肝为先天之本，肝主藏魂，魂魄不安，多有精神改变。肝藏血，下注血海，肝之气血不调，多有月经不调。因其外婆告诉过我女孩每月都发作一次，呈周期性。我就想到可能与月经有关，问诊便从月经前患者有无症状开始。

问：发病与月经期有关吗？

其母插话道：每次发作都从经前几天开始，经前几天，小孩烦躁不安，脾气变得十分暴躁，其后病情迅速加重，狂躁不安，神志不清，到处乱跑，无法控制，需用绳捆上。

我又问小孩：每次月经前，自己有什么不舒服吗？

女孩答：每次月经前十分心烦，不能入睡。

问：经前乳胀、腹痛吗？

女孩答：乳房很胀，小腹也痛。

问：月经颜色、经量如何？

其母答曰：经量很少，色墨黑，有血块。经后两三天，血块下后，女孩神志便慢慢地变清醒。已经休学 1 年，原先学习成绩在班里一直名列前茅。我这么好的一个女儿，我是做了什么孽啊，让她得了这个病。说完泪流满面，十分悲戚，着实让人感到为之动容。

诊其脉弦，视其舌质，舌下有很多瘀点。

到此，大家可能就能明白病机了。我们一起归纳一下患者发病的症状：经前乳胀、腹痛，其后狂躁不安，神志不清，经量很少，色墨黑，脉弦，舌下有很多瘀点。通过这组症状，我们可以作出这样一个推理，患者先有肝郁，肝气郁结则气滞血瘀，所以经行量少而黑，进而郁而化火，肝火扰心神，所以发为狂证。病机已明，我想读者们应该知道如何治疗了。

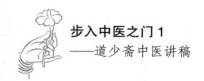

请大家想一想，查一查，古代医籍里有哪些医家谈到过经期精神失常，病机是什么？都予何法、何方治疗？此患者该选用何方？

言归正传，根据上面的思路分析，病机的要点是：肝郁→气滞→血瘀→化火扰神，经前为气血最易混乱之时，肝之郁火从冲脉上冲，上扰元神、心神，故有心神失常。《素问·至真要大论》有"必伏其所主，而先其所因"的论述，就是说疾病的产生必有其根本的原因，病机的变化也有其关键所在。就此患者来说，临床症状的产生主要是由于肝郁气滞血瘀所致。治病必求于本，故治以疏肝理气破瘀，佐以清泻肝火、潜镇安神。方以丹栀逍遥丸合桃红四物汤加减，经前一周服药，每日1剂，水煎，分2次服。为什么这样用药，在上案中我已阐述，在此不再赘述。平时服以逍遥丸。用方如下：

牡丹皮、山栀子、黄芩、当归、生白芍各15g，柴胡10g，云茯苓15g，桃仁、红花、川芎各10g，制香附、法半夏、夏枯草各10g，生龙齿（先煎）30g，珍珠母（先煎）30g，炙甘草10g。7剂。

方以丹栀逍遥散加香附清肝疏肝理气，合桃红四物汤活血化瘀，加生龙齿、珍珠母重镇安神。更以法半夏、夏枯草交通阴阳以安神。上方经前服用，连用2个月再复诊。

4个月后，也就是2009年6月16日，其父带着女孩来复诊，女孩在我这儿和其父吵闹，说要复学，原来女孩的发病系老师在学习上批评所致。女孩比较内向，受批评了，就郁在心中，气郁在肝，进而血瘀而化火，火扰神明而发病。从服方后的第二个月开始再也没发病，经来无任何不适，月经量较前增多，无痛经，睡眠很好，要求复学，其父怕其有压力再发病，是以不允。到现在一直很好，未再发病。

倘若此患者不加问询月经的变化，可能很难把握其气郁血瘀的病机关键，根据其烦躁、狂躁、神志不清等症，就断为痰火扰神证了，就会按照

《中医内科学》中狂证的基本诊治规律而用方，予以生铁落饮等。方证都有偏差，可能就很难取得如此理想的疗效了。

当今之人，凡有精神之疾，每求之于西医西药，多以镇静剂治之，疗效欠佳，同时有诸多副作用。实不如中医调理阴阳气血、恢复自我功能平衡有效。此类患者临床实为多见，甚为可叹。此患者先用西药而无效，后停用西药求救于迷信，再以纯中药治疗而病痊，便可作为佐证。

案3　失眠

失眠一症，临床极为常见，尽管《中医内科学》里关于其证治讲述得很清晰，然而要取得满意的临床疗效并不容易。很多时候，是因为我们四诊不到位，导致了辨证失误所致。看下面一个病例。

董某，女，47岁。顽固性失眠3年，长期服用安眠药阿普唑仑1~2mg，每夜睡眠不足4小时。后曾多次求诊于中医，也无明显疗效。视其曾用方，有温胆汤、酸枣仁汤、归脾汤、安神定志丸等，可以说常用的安神剂基本都用过了。2007年7月1日经人介绍来我处求诊。

《中医内科学》将失眠分为肝火扰心、痰热扰心、心脾两虚、心肾不交、心胆气虚五个证型，当时啊，我就按这几个证型一个一个地细细问诊，结果是既无寒热、饮食、二便之变，更没有以上证型的特征性症状，视其舌象亦无明显异常，诊其脉小弦，似无证可辨。可能读者在临床上也碰到过类似的情况，很多医生遇到这种情况可能就开个所谓的经验方打发患者了，反正长期失眠的患者也不会出什么大事，对吧？呵呵，要是这样做，那可是对患者不负责任了。

无证可辨，每每系问诊不到位，很多疾病常常是"独处藏奸"，若能抓到其"藏奸之处"，则疑难之症便可随之而解。苦思良久，就想到这"十问歌"中的"妇人尤必问经期"，未想就问出了疾病的症结所在。患者说每月月经提前5~7天，经行前两天彻夜失眠，月经量少，经来时乳胀，

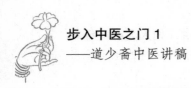
小腹痛。中医说肝藏魂，肝失调达，魂魄不藏，就能导致失眠。同时啊，中医也认为肝藏血，下注血海以化为月经，如果肝失疏泄，就会有月经病变。综合舌脉，很显然，患者的病机关键就是肝气郁滞。病机已明，治疗也就很简单了。当从肝治，调理肝气，交通阴阳。于是开了个很简单的处方：

柴胡 10g，当归 20g，白芍 10g，白术 10g，香附 6g，百合 30g，生地黄 15g，合欢花 10g，半夏 10g，夏枯草 10g，生龙骨（先煎）30g，生牡蛎（先煎）30g。

这方子大家一看便明白了，以逍遥散作为基本方疏肝理气，佐入合欢花解郁安神，半夏、夏枯草交通阴阳，生龙骨、生牡蛎重镇安神。肝郁易化火，故入百合地黄汤甘寒滋阴，以防其变，治未病也。

复诊时的疗效是大大地出乎我的意料，患者说服药的当天就美美地睡了 10 小时，服药 7 剂期间，睡眠质量非常好。为巩固疗效，同时撤掉西医的安眠药，继进 7 剂，3 年的顽疾痊愈了。

可见，对于诊治妇人患内科杂病来说，问诊月经变化是非常重要的一个方面。

案 4 骨空乏力感

妇人独特的生理病理特点，医生诊病时必须加以考虑。临床很多疑难杂症都会有月经方面的不正常，通过对月经情况的问诊，常可很好地把握病机，从而提高临床疗效。

曾诊治我们医院某护士 29 岁的弟媳。2008 年 5 月 2 日初诊，诉说 2 个月以来四肢无力，感觉四肢的骨头是空的，走路腿软，短气乏力，睡眠不好，纳差，二便尚可。曾在西医院看过风湿科、内分泌科，做过很多检查，未发现异常。西医未能给出明确的诊断，当然，也就没有什么好疗效了。

四肢骨空乏力感，中医书中很少见类似论述。想一想，根据中医基础理论，关于其病机，我们可以做怎样的推理？学中医的人，在临床上经常碰到一些奇症怪病，但又无现成的治疗经验可以借鉴，这就要我们充分发挥所学，加以思考。只有这样才能把所学的基础理论用活，做到灵活变通。

骨空乏力感的病机，我们可以这样进行一些推测：①肾主骨，若肾精亏虚，不能荣骨，可出现骨空乏力感；②气血亏虚，不能濡骨；③病在四肢，脾主四肢，脾气亏虚，不能营养四末。

通过问诊，发现患者从月经来的第二天开始，四肢骨空乏力感更加严重，一点力也使不上，几乎不能起床或自行站立，月经量多色淡。视其舌质淡，苔薄白，诊其脉细弱无力。从月经入手分析，月经量多色淡，舌质淡，苔薄白，脉细弱无力，可以断定为脾气亏虚，不能摄血，其血亦亏。脾主四肢，气血亏虚，四肢失养，故有四肢骨空乏力感，经期失血，气随血耗，筋骨失荣，所以症状更重了。治以益气摄血、养血通络。用方如下：

白参 10g，生黄芪 50g，升麻 3g，柴胡 5g，桔梗 10g，当归 15g，活血藤 15g，鸡血藤 15g。

这个方子其实就是补中益气汤化裁，益气摄血，加桔梗增强升提功效，佐活血藤、鸡血藤养血和血，以枝入肢，引药至病所。

二诊。5 剂后症状明显好转，再自购 7 剂，后经来骨空乏力感消失，经量正常，效不更方，嘱其下月经来前一周用上方 7 剂。后随访病情未再反复。

本讲四案均可算得上内科疑难杂症。在诊治过程中，问诊注重妇人独特的生理特点，通过对患者月经情况的问诊，结合症状、舌脉，运用中医基础理论，从而准确地把握住了病机关键，取得了十分满意的效果。可见"十问歌"中"妇人尤必问经期"，实乃经验之谈，临床不可忽视之！

结　语

——让我们共同托起中医的明天

中医的发展已经进入了一个非常时期，当一位位老一辈中医学家离开我们的时候，谁来担起未来振兴中医的重任呢？无疑是我们的青中年中医和莘莘学子。然而，中医目前的种种现状实在是令人忧虑，在一派繁荣的外表之下，虽然政府从政策层面上给予种种支持，但能够潜心精研传统医药的人越来越少，科研、教学、临床的西化倾向，使得真正掌握中医精髓——辨证施治的医务人员正在减少！中医的临床疗效正在下降！

很多青中年中医、学生对中医的前途失去信心，缺乏学习的兴趣，不断有学习中医的朋友、患者、社会人士和我探讨中医的前景，问我最多的是对目前"废医存药""告别中医""终结中医"言论的看法，对此我只说两点：一是好像中国人有个难让人理解的怪心理，只要是名家说的，便是金科玉律，便是真理，名家的错误言论也是绝不能怀疑的教条。不信我们看看现在"告别中医""终结中医"之类的文章所引用的都是哪些名家？无非严复、陈独秀、梁漱溟、梁启超等片面之言，但请学习中医的人记住我前面所说的一句话，**"评价一门学科，必须先对这门学科有精深的研究！"**上述名家中，不管是改革家也好，政治家也好，还是教育家也罢，没有一个真正地对中医有过很深的研究，其言难免有失妥之处，本不足信，当然也不必为之庸人自扰了。

二是有些中国人把什么东西都以西方的标准来衡量，全然不明白中国传统知识和西方现代知识是两种截然不同的知识体系，用西医的思维去诠解中医，就好像用物理学的理论去解释化学的概念一样，当然是解释不通的。中医科学也罢，不科学也罢，真正干中医的人，没必要卷入这场争论中去。大可不必为了使那些只懂西方科学的人理解中医，用西方科学概念去诠解中医。毕竟中医只有真正研究过、实践过的临床中医学者们才能做出正确而客观的评价。为了批判中医，有些学者们不负责任地将科学的概念进行了偷梁换柱，科学就变成了"绝对正确"的代名词。不信你们自己去学习一下，看看哲学书中是怎么解释科学的，科学的特征是什么。不要因为有几句不和谐的噪音干扰，就毁了你学习中医的信心，毕竟患者对中医的需求才是中医生存的土壤，疗效才是中医的生存之本。**中医为什么经过百年的摧残而屹立不倒，真正的原因在于其可靠的临床疗效**。只要民众的健康需要中医，中医就不会灭亡！

在这里我也想顺便和中医未来的接班人——在校的学子们说几句。很多在中医院校里学习5年的毕业生走上临床，在他们的中药方中全然看不到中医辨证施治思维的痕迹，现代研究的结果却在处方中体现得淋漓尽致！真的不希望再听到中医前辈们发出感叹："老中医是大熊猫，我们是一代完人。'完'是'完了'的'完'。"中医后继乏人绝非虚言。真希望当我清晨挟着课本走进校园的时候，不再是满耳的背诵英语单词的声音，而能再听到背诵《伤寒论》条文的声音……

中医的研究大可不必老是在以西释中的思维怪圈里自我禁锢，中医的硕士也好、博士也好，千万别只记得在书架上放蛋白组学、分子生物学之类的书籍，中医四大经典应该回到你的书桌上，毕竟在你闪光的硕士、博士头衔前面挂有"中医"二字。说实话，我是临床多年后考的硕士，再读博士，在实验室有过数年辛苦工作的经历，完成学业，反思过去，我的看法是中医水平的提高离不开临床，离不开实践，中医的生命力在于临床。实验室的大白鼠、兔子教不会我们中医的精髓。没有很好的继承，中医的科研便变成了"无根之木"。

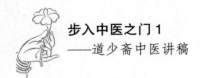
在此，我也呼吁一声，我们的博导、硕导们，多给我们的博士、硕士讲点中医高层次的理论，别让我们的博士、硕士只学习西医学，更不能让他们变成实验室的操作技师，毕竟他们是中医的博士、硕士，中医的未来寄托在他们身上！

作为一个酷爱中医的人，面对中医的现状，我拥有太多的感慨，但我认为每一个中医人需要做的是为中医药的发展尽绵薄之力。爱爱医医学网站中医交流平台建立，使我看到了仍旧有大量的有识之士在为继承、发扬传统医学而努力。就我个人来说，学识水平不足以讲学传道、释疑解惑，但我仍旧花了大量的休息时间，为学习中医的朋友们撰写了一系列的讲稿，希望我的系列讲稿能为学习中医的朋友正确认识和掌握中医的灵魂——辨证施治起到一些作用。中医生存的根基在于临床疗效，希望所有学习中医的朋友能够勤求古训，博采众方，融会新知，提高技能，做真正的、合格的中医人。

学好中医不仅要博览群书，而且要虚心好学，不耻下问。向老中医学习，老一辈的经验是非常宝贵的财富；向民间医学习，民间流传的简便效廉而行之有效的方法是提高临床疗效的又一途径；向患者学习，患者服药后疗效的真实相告，是我们反思治疗思路正确与否与提高临床技艺的重要途径；也希望中医的同道们能够彼此相互交流，共同提高技艺！

中医的未来在于我们莘莘学子和青中年中医们，患者需要中医，民众的健康需要中医，希望我们能一起努力，为继承和发扬中医这一民族瑰宝共同努力，学好中医，掌握好中医。

让我们一起回到中医实践的源头——掌握好中医理论！

让我们一起把握中医的精髓和灵魂——辨证施治！

让我们一起融会新知，为发展中医而勤奋学习！

让我们一起托起中医的明天！

路漫漫其修远兮，吾辈将上下而求索……

附录　书评摘录

　　《步入中医之门》出版后，得到大量读者的肯定，在网络上出现很多有关本书的书评和读后感，其作者有学中医者，亦有非中医者，有国内者，亦有境外者，今摘录部分附于书后，供读者参考。

世事洞明皆学问，人情练达即文章

　　http://www.iiyi.com/bbs/viewthread.php?tid=1370715&extra=&highlight
=%B2%BD%C8%EB%D6%D0%D2%BD%D6%AE%C3%C5&page=3

　　今览《步入中医之门》，未尝不慨然叹道少斋主人之才秀也。

　　观今，治病者有之，著书者有之，而治病著书又通俗达人者当首推此书。中医院校的师生可能都有这样的体会，如何将中医理论通俗化，使得易教而又不悖中医基础理论，《步入中医之门》可能告诉了我们答案。作者引用导赤散治疗腋窝汗多一例，可谓论述得极为精彩，心主液—开窍于舌—心经之极泉—导赤散，从基础理论到临床使用，一气呵成，语言通俗，而医理豁然，这源于什么？道少斋主人极为扎实的中医功底，而这种扎实并非仅仅是机械记忆，只有通晓理论方可寥寥数语揭示答案。

　　诸位想必还记得那位姓丁的大师傅吧？"奏刀騞然，莫不中音"，解剖牛时不仅快，还合乎音律。梁惠王说："善哉！技盖至此乎？"大师傅说道："臣之所好者，道也。"道少斋主人是悉晓中医之"道"，故方能在

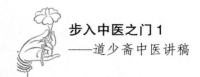
谈笑间论复杂的中医之理。

医者，意也。一个好的医生，不仅有好的医术，还要有悟性，所以说"在人思虑"。类天疱疮并喘息性支气管炎一例中，作者仔细辨证后予补肺汤和济川煎，有人问类天疱疮呢？没加一味清热解毒之药，道少斋言那是虚火上冲啊。深思熟虑后突破了定势思维。此类病案书中不在少数。

内察其脉候，外观其形气，中审其人事。中医治病当如此，在本书中多个案例是对此理的使用。比如其导师刘新祥在孩子背后的抚摸，感知是否汗出；还有诊治一青年女子时问其陪员"闺女出嫁没"，以初步判断经、产、带下等。

用药如用兵。兵者，国之大事，死生之地，存亡之道，不可不察。医者，人之大事，性命攸关，不可不察。兵有常道，有诡道。药有辨证处方，亦有单方验方。用兵者未思进先思退，治病者见肝之病，知肝传脾，当先实脾。读《伤寒论》如同孙武子用兵，读《步入中医之门》亦如此，书中常规治疗有，单方出奇者亦有。成功者有，失败者亦有。应对治病时疾病的转化，堪比优秀将军对战局的掌控。汤药难以下咽，巧用胃管可谓之竹头木屑曾利兵家，他山之石可以攻玉。

世事洞明皆学问，人情练达即文章。这样的书才是好书，是自己所见、所闻、所思的集合。也就是当我们拿起书时，从字里行间看得见作者行医治病、伏案著书的身影。我们很多年轻的中医可能会遗憾没有尽阅经典，但此书将使我们不再遗憾。期待更新更高的作品出现！

喝血的狼
记于 2007 年 12 月

读《步入中医之门》之感悟

http://www.iiyi.com/bbs/viewthread.php?tid=1370715&extra=&highlight

=%B2%BD%C8%EB%D6%D0%D2%BD%D6%AE%C3%C5&page=3

　　无意中来到爱爱医，并发现道少斋主人的讲稿，我如获至宝，一口气读完，发现原来中医的路应该这么走啊，真如茫茫大海中的灯塔。按道先生的要求，我把需要读的书一一购齐，边读边学，感觉诊病的水平又上了一个台阶。

　　最值得一提的是，由道少斋主人讲稿的一则病案的启示，把我爷爷 20 年的骨髓炎治好了十之八九。事情还得从 20 年前说起，当时打小麦时，我爷爷不小心被机器压断胫骨，送县医院手术并钢板固定。但从我记事起，爷爷的腿一直是血脓淋沥，而我却没有什么合适的方法，在此期间用双氧水冲洗、糜蛋白酶外用等，有小效，但不收口。后看道少斋主人讲的皖南名医治骨髓炎一节时，我忽然想起，这样的情况和我爷爷的不是正相符吗？遂以阳和汤加黄芪、当归，服至 35 剂时，原来发青黑色、肿胀的小腿及脚竟然红活起来，伤口慢慢地缩至 2 毫米大小，原来不知痛痒的小腿和脚也知道痛了。信心大增后，又间断地治了一些患者，效果都还不错。

　　学中医其实有两点非常重要，一是兴趣，二是疗效。没有持久的兴趣，想要学好中医，很难；没有疗效的肯定，想要学好中医，也很难。经过近半年多的学习加诊病的疗效肯定，对我的中医成长之路起到了至关重要的作用。

　　《步入中医之门》的体系也许不是很完整，内容也许不是很高深，但它恰到好处地起到了一个启蒙作用，起到了一个指引方向的作用。它的作用其实就是一盏灯。当我们对中医茫然的时候，它就像一根定海神针，为我们坚定了必胜的信念。正像道少斋主人的书名一样，"步入中医之门"，也许对中医研究已经很高深的朋友来说，意义并不大。但对于喜欢中医、并愿意学习中医的中医爱好者来说，《步入中医之门》也许是最适合你的。

　　《步入中医之门》中很多临床案例，我想都是有案可查的。这些案例，

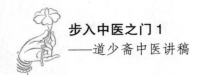
有的是先生从师所见，有的是临床实践，都为我们开阔视野、增长见识、减少误诊提供了宝贵的资料，如左腋下出汗案、手足青至节案、睑废案、误用生麻黄案等。

《步入中医之门》更大的价值，我想并不仅仅体现在启蒙和指引方向上，在如今一片对中医信心沦丧、对中医一片喊打、中医何去何从的大背景下，道少斋主人为喜欢中医的朋友坚定了信心。

"卅年教学工作苦，培养自己掘墓人"的作者李今庸老先生如果能看到《步入中医之门》的话，相信他会为此书击节叫好。

雄关漫道真如铁，而今迈步从头越！

烈火战新

2007 年 12 月 16 日

医道以术而显　技少积木成林
——读《步入中医之门》有感

http://www.amazon.cn/mn/detailApp/ref=sr_1_2/480-4489279-6371308?_encoding=UTF8&s=books&qid=1285839800&asin=B0011C5R7C&sr=8-2

小雪刚过，读到毛以林教授的《步入中医之门》一书，顿感冬寒之气荡然无存，一大快事也！即将过去的 2007 年，对中医来说是一多事之秋，更有几个以"科学"自居者竟要指手画脚中医的事情，外行充内行，结果漏洞百出，徒增笑料耳。近几年，相关的中医出版物颇多，如《思考中医》《回归中医》《捍卫中医》《第三只眼看中医》等，有为中医呐喊的，有从理论上探讨的，但读了总感到好像缺了点什么。是什么呢？现在读了毛教授的书，我突然明白了，他们缺的就是临床这一块内容。你再自夸，再怎么口吐金莲，疗效拿不出来，恐怕也没几个人买你的账。蒲辅周、岳美中、赵绍琴等中医大家之所以受到中西医乃至社会各界的尊重，首先就是拿疗效说话。今读《步入中医之门》一书，才又让人找到了这种感觉。

首先，本书作者是一个临床医生，热爱钻研中医，且又在基层打拼多年，积累了丰厚的医疗实践经验，后又师从多位临床大家深造，集英荟萃，具有了更加广阔、宝贵的医术积淀，医术也更趋娴熟，已卓有一代风范，故在书中每能应机把亲历医案随手拈来，极具说服力和启发性，中医或非中医读者皆爱读并受益，非一般"抄书匠"作者所能为也！

二者，作者文笔极佳，常能于娓娓而谈、不露声色中给人以启发和教益，既说明了道理，也慢慢提高了你的临床水平，令人读之不忍释手，有如饮菩提水之感。通读全书，作者一本"授人以渔"之法，金针度人，读是书而能学其法者，则不枉作者之苦心，如仅记其医案方药，是为误读该书。盖本书所述皆为作者 20 余年临证之所聚，与一般书籍大有不同处，这也正是该书之前身"道少斋主人医话讲稿"在网上火热的一大原因所在。如"教授在孩子后背摸到了什么"等就曾在网上引起大家的广泛思考和讨论；全真一气汤、升陷汤等名方的运用经验也惠人不浅，临床多有桴鼓之效。我亦多受其益，并因读是书而纠正了某些不足，如经络之于中医、叶天士医案的价值，等等。

本书与一些为"名利"而著书者之作品截然不同，因此书为毛博士为众多中医网友爱好者的讲稿，初并无出书之意，后因该文在网上广为流传而为人民军医出版社编辑王显刚关注并促成。故读是书，浅者得其浅，深者得其深，皆可从中受益。我此前曾将原 12 讲自己整理打印研究，现成书面市，方便阅读不少，遂购数部送与同好者，皆有好评也。

……

YJ123

2007 年 12 月 17 日

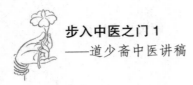
翻读是书　整夜难眠
——《步入中医之门》读后感

一

比起勤奋的夜猫子来说，午夜一点时分之前入睡也算是按时了，且多一睡至天明。只是昨晚拉灯之后，辗转难眠，源自一部仅 15 万字的中医讲稿《步入中医之门》（毛以林著）。翻读是书，浮想如麻，两目沉昏，杂思溢出，回想起来，得残感数则……

二

翻阅是书，一股轻快、爽朗而又简捷直白的文字扑脸而至，阅感为之一振。在这里，看不到时下为托"经方"而贬损"温病方"之偏颇、师心自用之狭窄和门户之见，不以事小而不为，不以耀世而趋之，诚踏实精进之君子也。

在论述基础根底时，文中多有可圈可点之处：

读书，尤应以读（背）为要，声声才能入耳，字字方可入心。

深思，思则举一反三，思则化，思则纳。

勤练，练则心灵手巧，体会切身。

反省，省则知之深，误者不蒙而顺者不傲，是故日进。

作者强调为医者，当读之书是批量的，其言有"……外感病、温病怎样治疗，少一样，你都不能做好中医"。

从作者明示明清以来的十数种医案而言，确实是十分重视实践操作和总结的，这与那些业医以来，除教材外典籍文献屈指可数之"新中医"，实在是天壤之别。

读书数百，审案过千，临证达万，而思接千古，又脚踏实地（三因），高标远大，眼光宏阔者，想不成良医亦难矣。

由是，今医之败，从资质言之，乃文化缺失之败也。

巧学敏思，读书得间，诸多心得体会，予人以良启：

……往往一个医家，一生就创出那么几个方子，所以在他的著作中常常会加以自注，这些东西，你得细看，并记录下来。

很多所谓的秘诀，并非一定要老师口传心授，读书时稍加留心便可得其半矣！

重外治，提疗效，尤益于难治之内科杂症。

审思—积验—虚求—留心即学问，乃作者提高临床技艺之明线宽道。

不遮不讳，以自案之得失（如诸失案中，得出一金子般的用药训示：气阳皆虚者，勿以损阳为用），警示后学，其胸襟也宽，其用心也切。

吾观附子、石膏之要药，既能起绝症于立时，又能杀人于顷刻，唯知医者能运用自如，实乃知药辨病掌控安全底线于若是者也。

观今一代中医学子，多见大好时光用于旁枝，精锋锐力不用于正途，一肚子杂货就是不精于根基，不长于本业。五年一期，腹中方剂不足数十，药味不过百十，经络寥寥，穴位茫茫，面对通症，辨不出其所以然，开不出一份像样的处方。真乃吃进的是草，挤出来的是糠。轰轰烈烈制造出如此"庞大"之后备，令人慨叹而痛惜也。

中西医结合是一大难题，非一二言可尽。唯这"结合"多悖论，低水平者谈不上结合，中等程度结也难精，高水准者既不多也不必言合矣。故合则用之，不合则各呈其才，不必强求杂交，更不必借此行改造、变异之实。

古人云男女婚配，门当户对，乃婚姻之要件也，今人虽结而又多离弃者，想必其中是深有缘由的。医理亦然。

三

合书而思，吾由此反观医坛诸大家，读其专著头头是道，观其诊案平淡无奇，从其洋洋洒洒万言之中，甚难得一睹大医之风，如起大症、疗难

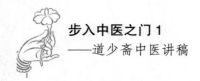
疾，惊心动魄者，几无所见。

再进一步思之，在西医一统之都市里，中医可作为之天地委实太小、之时机委实太少了。

试想，一位从无经历战火考验或退求其次之超负荷、高难度演练之兵士，整日优哉游哉者，何以为战？何以战则胜之？为医者若此，何以让人信赖，又何以倍增几分自信呢？

禁不住让人想起今日当红影视剧的一句台词："特等射手不是靠瞄出来的，而是靠无数的子弹给喂出来的！"

四

漫漫长夜，神游思乱。

复兴国医，承继岐黄，萎靡不振之余，前路漫长。

吾等业余，生年不满百，常怀杞人之忧……不时地还窜出一些很不合时宜，而又十分困惑的话题来：

以"伤寒"为本者与以"内经"为本者，谁会走得更远一些？

"五运六气"乃医之必知，还是早该淘汰虚幻之论？

医之巅峰在于"重医轻技"，还是"针药合一"？

知药者，当以"四气五味"主治，还是以"色、嗅、味、形、质"之五行特性为要？

"医者术也"，还是"医者易也"？

记于 2007 年 12 月 6 日

其他评价

读老师"道少斋主人医案讲稿"，胜读十年书。文言新颖，切身实际，不仅教如何学，更教怎样用。不懂中医者，可以了解中医；初学中医者，更坚定了学习之志；在职中医医生们，更是提高技能的良师。

总算看完了，实在精彩！中医辈多几个道少斋这样的专家，中医发展就有希望了！

　　你好，一个偶然的机会，我进入了你的博客，很精彩，一口气看完了你的所有文章，一个晚上没有睡觉，呵呵。……我很遗憾，我本人出身中医世家，对中医有浓厚的兴趣，但就是没有学好中医。惭愧啊！你的思路里处处体会你的非常人之思维，你是一个真正的中医学者！

　　中医之路艰难，后来者更难。道少斋教授指出中医应该走的路，真正的中医应该是什么样子的。这对中医来说是一盏航灯，对希望认识、了解中医的人是一个窗口，对反对中医的人是严正的反驳……

　　看了文章，对我这个半路出家、自学中医的年轻医生来说真是受益匪浅。我学到的不单是几个病例，更重要的是学到了学习提高的方法。谢谢！

　　道少斋主人以真知灼见，结合临床真正疗效，论述了中医的真正精髓，同时也给我们指出了学习中医的成长途径……

　　用了6天终于看完了，原以为只要好好地看些书和几部经典的著作就可以将中医掌握得差不多了。现在看来，我只是刚刚进入中医这博大精深境界的大门，看来要不断地反问和思考自己的知识了。谢谢教授精辟的讲解！

　　今天方大彻大悟！学习不可偷懒，没什么捷径，有的话也是"书山有路勤为径，学海无涯苦作舟"，只有多读，多想，才是学中医的捷径。以后要下功夫了，谢谢教授指导！

　　本人搞中医已20年，虽喜临证用中医治疗，也有一些临床心得，但却远没有达到道少斋主人的境界，中医是好啊，没有发扬，确实是我们学医不精之故啊。读书少，反思少，总结少，基础掌握得不牢是重要原因啊！

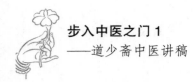

以后要好好学习啊！道少斋先生之言，如醍醐灌顶，令在下豁然开朗，实乃学验俱丰者心得之谈。谨以"路漫漫其修远兮，吾将上下而求索"，敬献各位后学同仁共勉之。

　　道少斋主人在爱爱医里的这些帖子，正如一位慈祥的中医长者对我们这些中医后学娓娓地讲述着关于中医的故事，在这些故事里，让我们认识真正的中医，更加确认中医的魅力……

　　……看得出教授不仅在中医理论和实践有很高的造诣，而且文笔很棒，对我们这些学中医刚刚入门的，也容易看得懂，有启发。

　　来了这里我才真正了解到，学好中医并非一朝一夕的事，要不断地努力，不断地学习，不断地思考，活到老学到老，才能有一点点成就。
……

　　见以下网址：

http://space.iiyi.com/70658/

http://www.iiyi.com/bbs/viewthread.php?tid=894571&extra=page%3D1

http://www.iiyi.com/bbs/viewthread.php?tid=1245850&extra=page%3D1

http://aiaiyi.com/bbs/archiver/?tid-1057659.html